L'HYPERTROPHIE SÉNILE

DE LA

PROSTATE

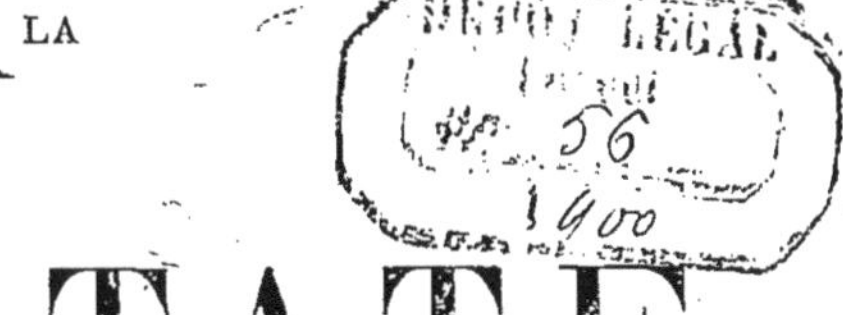

PAR

Le Dʳ A. GUÉPIN

Professeur libre de Pathologie génito-urinaire, à Paris

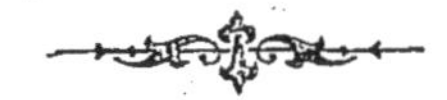

PARIS

VIGOT FRÈRES, ÉDITEURS

23, PLACE DE L'ÉCOLE-DE-MÉDECINE, 23

—

1900

L'HYPERTROPHIE SÉNILE

DE

LA PROSTATE

L'HYPERTROPHIE SÉNILE

DE LA

PROSTATE

PAR

Le Dr A. GUÉPIN

Professeur libre de Pathologie génito-urinaire, à Paris

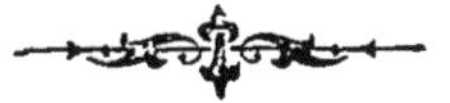

PARIS

VIGOT FRÈRES, ÉDITEURS

23, PLACE DE L'ÉCOLE-DE-MÉDECINE, 23

1900

INTRODUCTION

Il m'a paru nécessaire de réunir dans ce volume mes principales communications à l'Académie de Médecine sur l'*Hypertrophie sénile de la prostate* (1895-1900). Leur ensemble ne forme pas un traité complet de la question, celui-ci devant être publié à son heure ; en revanche, elles présentent avec les détails suffisants tous les points — et ils sont nombreux — que les auteurs avaient jusqu'à présent laissés dans l'ombre ; elles sont le développement des idées émises dans les *Glandes de l'urètre*, idées dont le mérite revient tout entier à mon regretté maître, E. Reliquet.

Sans m'attacher à reproduire le texte exact de ces communications signalées à leur époque par tous les journaux ou à les classer dans l'ordre de leur apparition, j'ai tenu à faire un livre dont la lecture sera profitable au praticien ; il pourrait au besoin facilement se convaincre que mes opinions n'ont jamais varié.

A. Guépin.

Janvier 1900

ANATOMIE [1]

I

Lobule prostatique.

La prostate, organe musculo-glandulaire entourant la portion initiale de l'urètre masculin et n'offrant pas d'homologue chez la femme, occupe l'étage supérieur du périnée, au-dessous de la vessie, en arrière de la partie inférieure de la symphyse pubienne, en avant de la partie terminale du rectum et de l'origine de l'anus, le sujet (adulte) étant dans la position verticale que nous lui conservons pour l'étude de tous ces rapports.

Elle a été comparée à une châtaigne, c'est-à-dire à un cône aplati d'avant en arrière, à base supérieure échancrée, à sommet inférieur.

Dirigée obliquement de haut en bas et d'arrière en avant, elle pèse environ vingt grammes et ses dimensions moyennes sont : en hauteur, trente millimètres ; en lar-

(1) *Bibliographie*. — Le lobule prostatique ; *Clinique* (de Montréal), août 1899. Les veines de la prostate ; *Société de Médecine de Paris*, 26 décembre 1896. Des relations entre la prostate et les vésicules séminales ; *Tribune Médicale*, 9 mars 1898. Rapports, structure et fonctions de la Prostate ; *Tribune Médicale*, 22 avril 1896, etc.

geur, quarante millimètres ; en épaisseur, vingt-cinq millimètres. Ces chiffres ne présentent d'ailleurs qu'un médiocre intérêt ; car rien n'est aussi variable que le volume de la prostate à l'état normal et surtout des prostates malades que l'on incise dans les tailles périnéales, ou que simplement on examine par le catéthérisme et le toucher rectal. Elle occupe la loge prostatique, à laquelle on décrit six parois : 1° Paroi postérieure, formée par l'aponévrose prostato-péritonéale qui s'étend verticalement du cul-de-sac recto-vésical à l'aponévrose moyenne du périnée (feuillet supérieur). D'après mon expérience personnelle, l'aponévrose prostato-péritonéale s'insère sur le bord postérieur de la base de la prostate ; transversalement elle va d'une aponévrose pubio-rectale à celle du côté opposé. 2° La paroi antérieure est représentée par la partie inférieure de la face postérieure du pubis et de la symphyse ; dans l'exploration rectale de la prostate, dans la compression digitale, on utilise ce rapport fixe. 3° Les parois latérales sont constituées par les aponévroses pubio-rectales et étendues du pubis aux faces latérales du rectum, et de l'aponévrose périnéale moyenne à l'aponévrose du releveur de l'anus. 4° La paroi inférieure, également aponévrotique fait partie du feuillet supérieur de l'aponévrose moyenne du périnée, tandis que 5° la paroi supérieure, incomplète, est formée, en avant par les ligaments pubio-vésicaux, en arrière par la vessie, les vésicules séminales et les canaux déférents.

Tels sont les rapports immédiats de la prostate, exception faite pour les plexus veineux de Santorini et vésico-prostatiques.

Médiatement, la face postérieure de l'organe, inclinée à 45° sur l'horizontale, présente un sillon médian vertical très net chez les jeunes sujets ; son aspect est celui d'un cœur de carte à jouer. Elle répond à l'ampoule rectale dont elle n'est séparée que par un tissu cellulaire lâche, permettant le glissement de la muqueuse intestinale et l'appréciation très exacte de l'état de toute sa surface ; il faut se souvenir de ce point dans le toucher rectal de la glande dont j'ai indiqué déjà la technique (*Journal des Praticiens*, 1ᵉʳ février 1896).

La face antérieure est au contraire courte, presque verticale et elle reste séparée de la symphyse par le polygone veineux antérieur auquel aboutit la veine dorsale profonde de la verge, d'où partent les veines vésicales antérieures et distinct du plexus de Santorini situé au-dessus. Sur les faces latérales sont les veines latérales de la prostate, les aponévroses pubio-rectales, les releveurs de l'anus et enfin, en allant toujours de dedans en dehors, les creux ischio-rectaux. La base est divisée en deux parties : une antérieure répondant au col de la vessie ; une postérieure excavée sur la ligne médiane présentant de chaque côté l'orifice de pénétration des canaux éjaculateurs et en contact avec la terminaison des vésicules séminales et des canaux déférents. Le sommet ou bec est distant de l'orifice anal de trois ou quatre centimètres ; il est situé un peu au-dessous d'une ligne horizontale passant par la pointe de la symphyse et il constitue le sommet du triangle recto-urètral.

La prostate est traversée par l'urètre, par les canaux éjaculateurs et contient l'utricule. *a)* L'urètre parcourt la

glande de la base au sommet, sur une longueur de cinq centimètres environ, suivant une direction verticale dans son
ensemble et en décrivant une courbure à concavité antérieure dont la longueur et le rayon augmentent lorsqu'il
y a prostatomégalie régulière ; il pénètre la base de la
glande dans son tiers antérieur et se rapproche de plus en
plus de la face postérieure ; il reste séparé des faces
de la prostate par des distances auxquelles on attribuait
jadis une grande importance. On retiendra que les rayons
médian postérieur et transverse ont environ chacun un
centimètre et demi. Ouvert sur la paroi antérieure, on voit
sur la ligne médiane postérieure une saillie : vérumonta-
num ; au-dessus du véru, dépression limitée par les freins
se perdant en haut vers la vessie ; en bas, la crête urètrale ;
au sommet, l'orifice de l'utricule ; sur les bords, les ori-
fices des canaux éjaculateurs très peu apparents ; sur le
pourtour de la crête urètrale, les fossettes cribliformes où
viennent s'ouvrir les principaux canaux prostatiques
(Sappey, Lozé).

b) L'utricule est un cul-de-sac d'un centimètre de pro-
fondeur qui représente la portion terminale des canaux de
Muller.

c) Les canaux éjaculateurs, presque accolés l'un à l'autre
à la partie moyenne de leur trajet, divergent à leur terminaison. Ils sont séparés de la glande par du tissu fibreux
et par un prolongement de la gaine érectile de l'urètre.

Ces rapports médiats, immédiats et intrinsèques conduisent logiquement à saisir comment on explore la prostate par le rectum avec le doigt et par l'urètre au moyen
des sondes.

On désigne habituellement sous le nom de prostate : du tissu musculaire lisse formant à l'urètre un anneau complet très voisin de ce canal ; du tissu musculaire strié formant un second anneau contractile, plus superficiel et surtout apparent sur la face antérieure de l'organe ; des glandes plongées dans une trame musculaire, analogue à celle qui entoure les vésicules séminales.

Ces glandes sont au nombre de vingt-cinq à trente ; elles se groupent en douze ou quinze lobules disposés sur les parois latérales et postérieures de l'urètre ; elles sont sous-musculaires, c'est-à-dire que leurs longs conduits excréteurs pour venir s'ouvrir dans l'urètre doivent traverser la couche épaisse des sphincters. (*Les Glandes de l'Urètre*, tome I).

Le LOBULE PROSTATIQUE est séparé des lobules voisins par une expansion du noyau fibreux de l'organe dont la concavité sous-urètrale embrasse ce conduit et dont la convexité donne naissance à des cloisons divergentes qui se portent en s'amincissant vers la surface de la prostate dépourvue, comme chacun sait, de membrane enveloppe, à moins que l'on ne considère comme telle les parois de la loge prostatique. Le lobule prostatique est donc très distinct au sommet près de l'urètre et plus confus vers la périphérie.

Considéré d'une façon tout à fait schématique sur une coupe passant par son grand axe, il a la forme d'une pyramide à sommet urètral dont l'axe est perpendiculaire à la surface muqueuse du canal urinaire. Sa hauteur est celle d'un rayon prostatique : un centimètre et demi environ.

Deux autres coupes perpendiculaires à l'axe et à la première, nous montrent :

Près de la base du lobule, des acini glandulaires plongés dans la trame musculaire prostatique (muscles intrinsèques) entourés de nerfs, de vaisseaux sanguins et lymphatiques que réunit du tissu conjonctif dépendance du squelette fibreux lobulaire ; celui-ci est représenté par les cloisons interlobulaires déjà décrites.

La seconde coupe intéressant le lobule près de son sommet, met en évidence les rapports du conduit excréteur, situé au centre, avec les fibres des sphincters urètraux qu'il traverse. Ici plus de glandes comme sur la coupe précédente ; il en résulte déjà qu'elles sont bien manifestement « sous-musculaires, » c'est-à-dire situées en dehors de la couche musculaire sous-urètrale.

Envisageant alors la question d'une manière un peu différente, nous voyons que la partie axiale et essentielle du lobule est une glande prostatique autour de laquelle se rangent des muscles, des vaisseaux, des nerfs et du tissu conjonctif.

Le conduit excréteur de la glande part de la fossette cribliforme de l'urètre ; a son orifice petit, oblique, taillé en bec de flûte dans sa traversée de la muqueuse urètrale, fait suite un conduit large, rectiligne qui perfore la zone spongieuse sous-urètrale (gaîne érectile) et le noyau fibreux prostatique pour s'engager, en décrivant de multiples flexuosités, au milieu des fibres musculaires sphinctériennes. Cette seconde portion de son trajet beaucoup plus considérable que la première, aboutit à une troisième à peu près rectiligne qui se termine elle-même dans les acini glandulaires irrégulièrement appendus à sa terminaison. Disproportion exagérée entre le volume de l'acinus et celui du canal excréteur, isolement des acini, sont les premiers caractères qui frappent dans la prostate.

Chaque acinus considéré à part, présente à étudier une paroi et un contenu. La paroi est formée par une membrane propre, mince, peu résistante, très adhérente au tissu ambiant et d'aspect fibrillaire ; elle revêt également le conduit excréteur et se continue au niveau de l'orifice avec le basement membrane de la muqueuse des voies urinaires. Par son intermédiaire, l'acinus se trouve en rapport avec de très nombreux lymphatiques (Sappey) disposés en réseau. Ce réseau lymphatique reste encore séparé de la membrane propre par des éléments conjonctifs et des fibres musculaires lisses, disposition anatomique qui pourrait servir à expliquer pourquoi certaines lésions restent longtemps locales et encapsulées pour ainsi dire (cancer glandulaire).

L'acinus a une forme irrégulière et allongée ; c'est un tube court et flexueux ; son diamètre est d'environ un demi-millimètre et sa longueur égale deux, trois et quatre fois sa largeur. L'épithélium qu'il renferme contient deux ordres de cellules (Langerhans) : les unes sont volumineuses et prismatiques ; leur extrémité basale regarde la cavité acineuse et leur sommet effilé vient se mettre en contact avec la membrane propre. Ces cellules dites *grandes cellules*, régulières dans leur aspect, contiennent un protoplasma clair, réfringent, parsemé de nombreuses granulations d'un brun jaunâtre ; le noyau est arrondi et on ne distingue pas le nucléole. Entre les pieds amincis

de ces grandes cellules il en est d'autres plus petites, glo-
buleuses, que leur hauteur moindre fait paraître sous-
jacentes bien qu'en réalité elles soient sur le même plan
que les premières. Elles ont un noyau volumineux, ovoïde,
entouré d'une fort petite quantité de protoplasma. Le
picro-carmin ne colore qu'à peine les grands éléments
cellulaires, tandis que les petits au contraire deviennent
très apparents. Ajoute-t-on à la préparation une goutte
d'acide acétique que se montrent dans le protoplasma des
grandes cellules de nombreuses granulations probablement
graisseuses.

Dans la portion sous-sphinctérienne du conduit glandulaire se retrouvent ces deux ordres cellulaires avec leurs
caractères propres, ce qui justifie les dimensions en apparence excessives de ce conduit et le nom de canal sécréteur qui lui a été donné ; car il participe au même
titre que l'acinus lui-même aux phénomènes sécrétoires
de la prostate, ainsi que Chrétien l'avait annoncé. Puis
ces cellules font place à une seule couche d'éléments cylindriques, munis d'un plateau (Launois), porteur lui-
même vers la terminaison du conduit d'un certain nombre
de cils vibratiles (Ch. Robin).

Quand les acini et les canaux sécréteurs ont été dis-
tendus, l'épithélium perd ses caractères distinctifs et devient pavimenteux stratifié (Kœlliker cité par Frey).

La prostate présente chez l'enfant la même disposition
générale que chez l'adulte. La description précédente s'applique donc à peu près à tous les âges. Toutefois, chez
l'enfant, il existe une différence manifeste dans la partie
protoplasmique située au-dessus du noyau des grandes

cellules qui tapissent les acini prostatiques. Non seulement, chez l'adulte, cette partie est trois ou quatre fois plus élevée que chez l'enfant, mais encore le protoplasma ne paraît pas être le même. La transformation se fait vers l'âge de seize ans (Langerhans).

S'il est difficile de distinguer la couche musculaire qui entoure les parties sécrétantes de la glande et qui longitudinalement suivrait le canal excréteur, il est du moins manifeste que l'acinus et le conduit sécréteur sont plongés au milieu des fibres lisses de la trame prostatique. La disposition de ces muscles est plexiforme, sans plans distincts ; et, leur ensemble constitue une masse relativement considérable dans laquelle les glandes paraissent tout à fait noyées. Les artères, les veines et les nerfs cheminent au milieu des fibres musculaires de la trame prostatique pour aborder l'acinus et le canal sécréteur qui lui fait suite.

En résumant encore cet exposé déjà très concis de l'architecture et de la constitution intime du lobule prostatique, il reste évident que dans l'organe glandulaire qui porte le nom de prostate (les sphincters urètraux et vésicaux ayant leur existence à part et pouvant en être isolés), la glande, c'est-à-dire l'organe de sécrétion et secondairement d'excrétion, est tout ou presque tout. Cette glande est énorme ; par ses traits bien spéciaux elle ne ressemble à aucune autre, sauf toutefois à la vésicule séminale, ainsi que le faitpeut être démontré par l'embryologie, l'anatomie, la physiologie et la clinique. La trame,

musculaire qui remplit le lobule représente l'appareil d'expulsion intrinsèque des sécrétions de la glande ; il efface
activement la lumière des acini et des conduits sécréteurs
lorsqu'il entre en contraction. Les sphincters urinaires
jouent aussi le rôle de sphincters des conduits excréteurs
prostatiques en comprimant par leur tonicité et surtout
par leurs contractions, les canaux qui les traversent. Quant
au tissu conjonctif, il est la charpente du lobule ; il l'isole
des lobules voisins et lui conserve son indépendance. Il
porte ses vaisseaux sanguins, ses lymphatiques et ses
nerfs.

La prostate tout entière est résumée dans un de ses
lobules dont l'étude précédente suffira pour établir encore
une fois les points capitaux indispensables à posséder pour
qui veut comprendre la physiologie prostatique et étudier
avec fruit les altérations morbides dont les glandes génitales sont si souvent affectées.

II

Veines de la prostate.

L'observation fréquente des veines dilatées de la prostate chez le vieillard, dont la distribution ne me semblait
pas répondre à ce que décrivent les auteurs classiques
m'engageait à comparer les résultats de mes recherches
avec ceux obtenus par d'autres ; la thèse de M. Ziégler
(Bordeaux 1893-1894) inspirée par M. Bouchard (de Bordeaux), contient non seulement un historique intéressant

et bien exposé, mais surtout ce que je crois être l'expression la plus exacte des faits. Citant une fois pour toutes ce mémoire consciencieux, je présenterai brièvement ce sujet aride dont les conséquences cliniques et même opératoires offrent cependant une réelle importance.

Pour se rendre compte en quelques instants des grands caractères de la circulation veineuse prostatique, ou mieux prostato-vésicale, il faut nécessairement les concevoir d'une façon tout à fait schématique et artificielle. Il importe aussi de ne point oublier que le plexus veineux vésico-prostatique a une existence à part, qu'il est distinct, quoique voisin, du plexus de Santorini, des plexus séminaux, des plexus hémorrhoïdaux. De plus, il s'anastomose largement en avant, en arrière et en bas avec ces groupes veineux, bien connus dans leurs origines, leurs rapports et leurs points de terminaison.

Confondu en effet souvent dans un exposé commun avec le plexus de Santorini, le plexus vésico-prostatique est situé au-dessous de ce dernier ; il n'est point inextricable comme on l'a parfois avancé ; il présente au contraire une certaine régularité dans le nombre, le volume et les rapports de ses grosses branches et peut être suivi dans ses rameaux les plus ténus.

Les veines qui le constituent (et mieux les lacis veineux qui par leur groupememt simulent un canal unique), ont leurs origines dans la verge, la prostate et la vessie.

Dans le pénis, c'est la veine dorsale profonde de la verge qui vient aboutir au quadrilatère veineux antérieur décrit plus loin. Dans la prostate, ce sont les veines intra-lobulaires. Elles cheminent dans la trame musculo-conjonctive du lobule, sous forme de fins rameaux fréquemment anastomosés entre eux et se terminent dans le quadrilatère antérieur ou dans les veines latérales. Dans la vessie enfin, elles partent des plexus de l'organe pour se jeter dans les branches vésicales antérieures. Déjà par ses origines même, le plexus vésico-prostatique se relie aux autres appareils veineux de l'urètre et de la vessie.

Sur la face antérieure de la prostate et appliqué contre elle par un tissu conjonctif riche en fibres musculaires lisses qui lui adhère fortement, qui se continue avec une gangue analogue entourant les vésicules séminales, est un quadrilatère veineux dont les angles latéraux supérieurs donnent naissance aux veines vésicales antérieures. Celles-ci s'infléchissent en s'écartant les unes des autres sur les parois latérales du réservoir urinaire et vont aboutir à l'hémorrhoïdale moyenne qui est à son tour, directement ou indirectement suivant les auteurs, une des origines de la veine porte.

Des angles inférieurs de ce même quadrilatère partent les veines honteuses internes, branches de l'hypogastrique et, sur le tronc commun aux honteuses internes, c'est-à-dire sur le côté inférieur du quadrilatère, se termine la veine dorsale profonde de la verge.

Les faces latérales de la prostate sont parcourues obliquement par un double rameau veineux de gros volume qui, parti d'une bifurcation des branches inférieures du quadrilatère (honteuses internes), va rejoindre les branches supérieures (hémorrhoïdales moyennes).

La face postérieure de la glande, par une contradiction frappante, ne présente aucun rameau veineux macroscopiquement appréciable (Ziegler).

Pour ne point prolonger cette communication cependant bien écourtée déjà, je ne tirerai point aujourd'hui les déductions nombreuses de cette revue d'anatomie normale. Peut-être faut-il toutefois en retenir que le plexus veineux vésico-prostatique est une région d'anastomoses multiples et importantes entre les systèmes porte et cave inférieur. Il suffit de songer à la présence des veines honteuses internes, vésicales, hémorrhoïdales et des plexus qui en dépendent pour être frappé par la possibilité d'un retentissement, sur ce carrefour, des troubles de la circulation veineuse du petit bassin et l'abdomen tout entier.

L'abouchement commun des veines prostatiques et vésicales dans le même plexus peut expliquer l'intimité pathologique parfois constatée entre la prostate et la vessie.

Enfin, l'absence de vaisseaux sur la face postérieure de la prostate facilite au besoin l'approche de la glande pour les interventions à y tenter.

III

Prostate et vésicules séminales.

Les appareils glandulaires annexés à l'urètre masculin sont de deux ordres : les uns formés de glandes à mucus disposées dans la sous-muqueuse et dont le rôle consiste à lubrifier d'une façon constante la muqueuse urinaire ; les autres à fonction intermittente et à proprement parler génitale, formant en dehors de la couche musculaire péri-urètrale un groupe fort important : la prostate. Ces glandes sous-musculaires présentent avec les vésicules séminales malgré les apparences contraires, une très grande analogie. A plusieurs reprises et en particulier dans les « *Glandes de l'Urètre* », j'ai eu l'occasion d'insister sur ce fait qui offre d'ailleurs un incontestable intérêt.

1° Au point de vue *anatomique*, rien ne ressemble plus à une glande de la prostate qu'une vésicule séminale convenablement étalée. Ici et là, on trouve une couche musculaire lisse entourant les culs-de-sac et les conduits excréteurs à leur origine, dont les fibres ne forment pas de plans distincts, mais paraissent enchevêtrés, et que nous appelons « muscles expulseurs intrinsèques ». C'est dans cette couche épaisse que cheminent les nombreux vaisseaux ; et, à sa face interne, les anastomoses lymphatiques constituent un réseau serré qui reste séparé de l'épithélium par la membrane propre, doublée elle-même de fibres musculaires disposées dans le sens du grand axe des culs-de-sac et des conduits excréteurs. Il est difficile de reconnaître l'existence de deux couches musculaires superposées, décrites par quelques auteurs, l'une circulaire externe, l'autre longitudinale interne, et peut-être même de considérer à part les quelques éléments contractiles lisses dont nous signalons la présence à la surface des culs-de-sac et des canaux excréteurs.

On sait que la vésicule séminale est essentiellement
constituée par un volumineux conduit central sur lequel
se branchent des rameaux plus petits. Chacun de ces
derniers représente une glande prostatique ; il est long
(un à six centimètres), fluxueux encore plus que dans la
prostate, relativement énorme ; sur lui, viennent s'abou-
cher irrégulièrement des culs-de-sac cylindriques et allon-
gés. Une membrane propre, transparente, supporte un
épithélium considéré parfois comme stratifié, mais dont
les éléments sont, au contraire, disposés sur une seule
couche. Les plus petits, arrondis, se logent entre les pieds
effilés des plus grands, près du point où ceux-ci se fixent
à la membrane propre. Dans la prostate, il est facile de
distinguer les deux formes cellulaires, dont l'aspect, la con-
figuration, le noyau, le protoplasma, l'aptitude à se colo-
rer avec le picro-carmin, sont suffisamment caractéristiques.

En somme, la vésicule ne se sépare nettement d'une
glande prostatique que par la présence d'un conduit collec-
teur central ; on conçoit et on concevra encore mieux
tout à l'heure pourquoi ce fait ne saurait constituer une
différence entre les deux organes que nous comparons.

2° *Physiologiquement* parlant, les analogies sont aussi
frappantes. Le liquide sécrété par les vésicules est d'un
blanc crémeux, épais, sans viscosité ni état filant (Ch.
Robin). Il tient en suspension de fines granulations et on
y rencontre des masses visqueuses qui deviendront des
sympexions, de rares cellules épithéliales cylindriques,
jamais de globules blancs à l'état tout à fait normal, bien
entendu. Les sympexions eux-mêmes sont à peine un pro-

duit pathologique. Ces corpuscules jaunâtres, cireux, transparents, peu réfringents, friables, présentent des stries concentriques et leur diamètre peut atteindre un dixième de millimètre. Les sympexions de la vésicule forment souvent des masses aréolaires ; les gouttes de substance visqueuse dont procèdent les sympexions et qui englobent souvent des spermatozoïdes lorsqu'elles viennent des cavités vésiculaires, se colorent, comme celles de la prostate, en jaune avec l'iode, en rouge intense avec la fuschine ; dans les deux cas, l'acide acétique les gonfle, puis les dissout.

Dans les conduits excréteurs de la prostate et dans ceux de la vésicule, il y a toujours une certaine quantité de sécrétion accumulée. Mais ceci n'a en réalité qu'une médiocre importance, car il s'agit peut-être d'un phénomèue cadavérique. La sécrétion de ces deux organes glandulaires, continue ou discontinue, s'exagère notablement et quoi qu'il en soit, sous l'influence de l'excitation génitale. A ce moment seul, elle mérite d'être étudiée. Alors la réplétion des cavités glandulaires n'est pas doutcuse et l'exploration méthodique par le rectum servirait au besoin à en fournir la démonstration. Si les volumineux conduits excréteurs ne remplissent que temporairement le rôle de réservoir pour les produits de sécrétion que les cellules épithéliales des culs-de-sac et des canaux sécréteurs y déversent, dans la vésicule séminale, le conduit principal et axial contient souvent des spermatozoïdes. Il n'en contient d'ailleurs pas toujours chez l'homme en nombre appréciable, ce qui semble d'accord avec les résultats de l'expérimentation chez certains animaux. Il faut pour en trouver, soit un état pathologique que nous ne chercherons pas actuellement à définir, soit une continence datant de plusieurs semaines chez les sujets d'âge et d'habitudes génitales. La fonction de ce tube axial est donc non seulement de collecter les sécrétions vésiculaires pendant les phases préparatoires de l'éjaculation, mais aussi probablement de recevoir une partie du sperme testiculaire.

Pour que ces appareils puissent sans cesse et en particulier au moment où se manifeste dans son intégrité leur puissance sécrétoire, retenir les liquides et ne point les laisser s'écouler par la *vis a tergo* dans l'urètre, au fur et à mesure de leur production, il est de toute nécessité que l'orifice de leurs canaux excréteurs soit normalement fermé. Il l'est, en effet, par l'élasticité des tissus qui le bordent (muqueuse urètrale) ; et, en outre, la lumière déjà virtuelle des conduits excréteurs est oblitérée : passivement aussi par l'élasticité des tissus qu'ils traversent (centre fibreux de la prostate, sphincters urètraux) , activement par la contraction de ces mêmes muscles. A des nuances près, il en est de même pour la prostate et pour les vésicules. L'excrétion, pour les deux organes est un phénomène intermittent, brusque, simultané, régi par une influence nerveuse identique, mais provoqué par leur réplétion, par la contraction des muscles expulseurs intrinsèques (muscles propres), agissant synergiquement avec les expulseurs extrinsèques (muscles de l'effort). Cette synergie est indispensable pour que se produise ce que l'on pourrait dénommer le premier temps de l'éjaculation.

Des considérations précédentes très brièvement résumées, mais déjà, comme il a été dit, bien des fois exposées

dans des publications antérieures, on peut conclure que
les glandes prostatiques et les vésicules séminales sont
des organes tout à fait analogues. Quand on songe, de
plus, à la communauté d'origine de leurs vaisseaux, de
leurs nerfs, du moment où elles entrent en activité pour
un même acte sous la dépendance d'un même réflexe,
leurs relations pathologiques sont déjà plus que probables
et attendues ; l'examen des faits justifie cette hypothèse.

*
* *

Les troubles sécrétoires, et excrétoires, dans un des
deux systèmes mis en comparaison, marchent presque toujours ensemble, et il est souvent délicat de savoir ceux
qui ont commencé, quand ils n'ont point débuté simulta-
nément. Cependant les uns et les autres se rencontrent
d'une façon passagère sans donner lieu à des symptômes
qui attirent l'attention du malade et le décident à se soigner. Il en résulte, en outre, que fort longtemps, ils
restent négligés ou méconnus et qu'une complication
inflammatoire est très ordinairement nécessaire pour que
l'on songe à les faire rechercher et à leur opposer une
thérapeutique convenable. D'ailleurs, en grande majorité,
les médecins qui étudient la pathologie génitale semblent
s'efforcer de ne pas tenir compte de la physiologie normale
et pathologique des appareils glandulaires de l'urètre ;
nous suivons la méthode absolument opposée et les résultats de notre pratique ne nous engagent point à quitter
cette voie.

La prostate et les vésicules séminales peuvent aussi être
intéressées isolément et l'on conçoit très bien, par exemple

qu'il y ait prostatite sans vésiculite ou inversement. Mais si la chose est admissible au premier abord pour les états inflammatoires aigus, elle est déjà beaucoup moins certaine pour les inflammations chroniques ; très douteuse, quand il s'agit de modifications fonctionnelles préparées de longue main par des causes d'ordre général et local.

La stagnation des sécrétions dans les glandes génitales a les mêmes raisons d'être pour les deux organes : l'insuffisance (relative ou absolue) des muscles expulseurs intrinsèques ou extrinsèques, que ce soient les uns à l'exclusion des autres ou tous à la fois ; ou bien, l'exagération des forces de fermeture (sphincters), négligeant le cas accidentel et consécutif à la stagnation elle-même, de l'oblitération des canaux excréteurs par corps étrangers ou gonflement inflammatoire. Comme conséquence et toujours : la prostate et les vésicules se laissent distendre, puis dilater par les sécrétions.

Les changements circulatoires qui résultent de la stagnation, l'excitation des glandes par la présence de liquides en quantité anormale dans leur cavité, suffisent déjà à augmenter l'activité de la sécrétion et à entretenir les spasmes urétraux ; les agents infectieux trouvent facilement dans ce vase semi-clos un terrain favorable à leur pullulation et au développement de leur virulence. A leur tour, ils deviennent le facteur principal de l'hypersécrétion et de la dilatation glandulaires. Les transformations subies par les sécrétions stagnantes aboutissent à la constitution de calculs (rares), de sympexions (très ordinaires), qui oblitèrent d'une façon complète ou incomplète la lumière des conduits excréteurs.

Dans la colique spermatique (Reliquet) qui peut être défi-
nie : « un ensemble d'accidents douloureux, avec ou sans
aspermatisme, provoqué par la réplétion anormale des
vésicules, reconnaissant pour cause les contractions de la
tunique musculaire propre de la glande distendue parfois
enflammée, sur des produits de sécrétions ne pouvant être
totalement expulsés », et qui est un état intermédiaire entre
les conditions physiologiques et les inflammations vésiculaires (spermatocystite), il est embarrassant de faire la
part exacte, tant au point de vue objectif que subjectif, de
ce qui dépend de la prostate et de ce qui tient à la vésicule
seule. Dans les infections caractérisées et chroniques des
glandes génitales, les lésions prostatiques et vésiculaires
sont contemporaines, identiques, et réclament une même
thérapeutique basée sur la connaissance approfondie de
tout ce qui précède. Peut-être à cause de sa situation plus
accessible, de son volume plus considérable, l'intérêt est
surtout captivé par la prostate malade : on oublie presque
les vésicules également compromises et leurs états morbides qui retentissent tout autant sur la miction.

Qu'il s'agisse de prostatite blennorrhagique, tuberculeuse,
néoplasique (souvent au début), d'hypertrophie sénile de
la prostate surtout à ses deux premiers stades anatomo-
pathologiques, prostate et vésicules sont intéressées par
l'hypersécrétion, la stagnation, enfin la dilatation avec
transformations glandulaires. En un mot, il n'y a guère
d'affections chroniques absolument localisées dans la prostate ou dans les vésicules sans que l'autre appareil soit
lui aussi atteint du même mal.

Analogies anatomiques, analogies physiologiques, relations pathologiques enfin, entre ces deux organes encore si mal connus, tout est clair et facilement démontrable. Mais il y a plus ; et ce sera notre conclusion qui se présente actuellement toute seule et que l'expérience a depuis long-temps justifiée : le traitement des maladies des glandes génitales est dans ses grandes lignes, identique pour les unes et pour les autres ; il doit nécessairement s'appuyer sur tout ce que l'étude triplement envisagée nous apprend de leur structure, de leurs fonctions et des liens qui les unissent.

ÉTIOLOGIE ET PATHOGÉNIE [1]

**La prostate sénile est d'origine, de nature et d'évolution
glandulaires.**

La lecture des longues pages que chaque gros traité
général ou spécial consacre aujourd'hui à l'énumération
des causes présumées de l'hypertrophie sénile de la prostate nous conduit, par un chemin beaucoup moins court,
jusqu'aux conclusions anciennes, c'est-à-dire jusqu'à l'aveu
d'une ignorance presque complète. La notion de l'âge des
sujets ordinairement atteints mise à part, il semble que
rien de l'étiologie ni de la pathogénie n'ait jamais été
entrevu. Et cependant, autrefois moins qu'à présent, on
tendait à isoler l'hypertrophie sénile des autres affections
de la prostate, moins à en faire une sorte de maladie
unique, sans aucun lien ni rapport avec celles qui nous
sont mieux connues, maladie étrange où tout resterait
mystérieux et paraissant fuir devant l'observation. Pour
ces deux raisons : 1° causes supposées impénétrables ou
à peu près ; 2° nature et origine également supposées

(1) *Bibliographie.* — Pathogénie et causes de l'hypertrophie sénile
de la prostate ; *Académie de médecine*, 30 mai 1899 ; *Tribune
médicale*, 2 août 1899 (cet article contient toutes les indications
nécessaires pour les recherches). Prostatites et hypertrophie sénile de
la prostate ; *Académie de médecine*, 10 octobre 1899.

obscures, l'histoire de l'hypertrophie sénile de la prostate devait sensiblement rester encore ce qu'elle était jadis. Certains auteurs interprétèrent alors cette affection si fréquente comme une manifestation d'artério-sclérose ; mais quand de l'hypothèse, il fallut passer aux faits, on s'aperçut rapidement que nombre de vieux prostatiques n'avaient aucune lésion vasculaire de sclérose et inversement que des altérations marquées des vaisseaux pouvaient coïncider avec l'intégrité apparente de l'organe. La théorie n'en fut point ébranlée. Pour le premier cas, le second ne pouvant plus être expliqué, on admit l'existence d'une artério-sclérose exclusivement prostatique et urinaire, jusqu'au jour bientôt arrivé où l'on dut abandonner ce dernier rempart et battre en retraite vers les positions du début.

Malgré la quantité des documents réunis, au total tout restait à faire ; grâce peut-être même à l'absence de notions précises, il était plus facile de prendre la question à l'origine, de l'envisager dans son ensemble et dans ses détails sans aucun parti pris, une méthode sévère pouvant seule permettre de chercher à établir au moins les grandes lignes d'un sujet encore aussi neuf. C'est à ce travail, appuyé d'une façon constante sur l'observation clinique et passant par toutes les phases indispensables (anatomique d'abord, physiologique, etc.), que mon maître Reliquet et moi nous avons consacré la majeure partie de plusieurs années de recherches. Les résultats en ont été explicitement donnés dans notre étude sur les *Glandes de l'Urètre* et, en outre, développés ensuite dans une longue série de publications ininterrompues. Le plan directeur devait être bon puisque rien n'a été trouvé qui ne pût y prendre sa place et les idées qu'il renferme, insensiblement adoptées par tous, font peu à peu leur chemin.

***

Avec plus d'exactitude, on désignerait l'hypertrophie sénile de la prostate par les mots *prostatite sénile* (Reliquet et Guépin); les considérations sommaires qui vont suivre le démontreraient au besoin. Sans insister sur des raisons trop évidentes, il suffit de rappeler que bien des grosses prostates ne sont pas hypertrophiées dans le sens usuel, mais abusif du terme et que les transformations des tissus, avec ou sans prostatomégalie très notable, qui caractérisent la maladie constituée sont le fait de la sénilité dont l'âge est le premier facteur, qu'en somme le volume de la prostate ne fournit point des indications précises sur l'étendue ou la nature de ces altérations et que la sénilité manifeste son influence sur les glandes génitales déjà pathologiques par un processus de régression spéciale aussi différent de l'atrophie vraie que de la sclérose diffuse, totale, sans systématisation.

Que l'on se représente un lobule prostatique schématiquement indiqué dans ses traits essentiels avec ses acini à l'extrémité d'un long canal excréteur, bien distincts, bien isolés et plongés au milieu de la trame musculaire de l'organe. L'acinus et la portion sécrétante du conduit qui lui fait suite, sont entourés par l'appareil musculaire intrinsèque, chargé de l'excrétion active des sécrétions glandulaires, par des vaisseaux sanguins et lymphatiques, par du tissu conjonctif qui réunit, isole, soutient tous ces éléments et dépend lui-même du squelette fibreux lobulaire.

Passant alors en revue les trois phases anatomo-pathologiques qui se succèdent par d'insensibles transitions et que parcourt la prostate sénile lorsqu'elle évolue, d'une façon complète, on trouve : *A la première période* : Les acini glandulaires et la partie sous-sphinctérienne des conduits excréteurs dilatés par des sécrétions stagnantes. Si l'on arrive à évacuer les cavités sécrétantes, celles-ci reviennent aussitôt sur elles-mêmes.

Le liquide stagnant qu'elles contiennent est du suc prostatique normal ; il ne s'en distingue tout au plus que par sa trop grande abondance, la présence de quelques sympexions et de quelques globules blancs encore rares.

Mais, fait important, la paroi glandulaire est intacte et l'épithélium est conservé dans son intégrité anatomique et physiologique.

Les vésicules séminales présentent les mêmes modifications encore purement fonctionnelles. En résumé, cette première étape, souvent fort longue, est marquée par l'*hypersécrétion*, la *stagnation* des produits et la *dilatation simple* des acini glandulaires.

Pendant la *seconde période*, à la dilatation des acini s'ajoutent peu à peu les transformations épithéliales consécutives à une irritation prolongée et la sclérose périglandulaire commençante, la prolifération conjonctive qui diminue la puissance contractile des muscles expulseurs intrinsèques (trame prostatique), jusqu'à l'anihiler absolument.

La dilatation temporaire et active du début devient

passive et ici persiste après l'évacuation des glandes, s'il n'est plus possible de faire rétrocéder les lésions des parois. En outre, les produits stagnants s'infectent à leur tour et nombre de micro-organismes variés trouvent dans ce vase à peu près clos, parfois tout à fait clos, des conditions trop favorables à leur pullulation ou à l'exagération de leur virulence. On y rencontre du pus en abondance, des formes microbiennes multiples, des globules sanguins, des cellules desquamées, des sympexions, des spermatozoïdes immobiles, repliés sur eux-mêmes ou fragmentés, les vésicules séminales encore et toujours, participant d'une manière parallèle, contemporaine et relevant d'un même mécanisme aux modifications des glandes de la prostate. L'infection devient désormais le principal facteur de l'hypersécrétion morbide, de la dilatation glandulaire et des altérations des tissus péri-glandulaires.

L'infection glandulaire et la *sclérose péri-glandulaire* commençante, ayant pour conséquence la *dilatation persistante* des acini, sont les traits capitaux de cette seconde phase.

Troisième période : désormais l'acinus dilaté occupe le centre d'un noyau qui l'enserre, l'isole et parfois l'étouffe absolument.

Un de ces noyaux fibreux souvent énucléable, présente sur la coupe : au milieu une cavité irrégulière, parfois presque virtuelle, parfois remplie par de gros sympexions ou par un liquide louche ; à la périphérie, des couches concentriques de tissu conjonctif remplacent la trame musculaire périacineuse.

L'épithélium sécréteur aplati déformé, méconnaissable, souvent a tout à fait disparu. *Sclérose absolue*, tel est le terme final de la progression morbide, sorte de guérison spontanée, véritable cicatrisation d'autant plus curieuse à constater que lorsque l'épithélium prend le dessus à la seconde phase des lésions prostatiques et prolifère avec trop d'activité dans un sens anormal, se développe le cancer glandulaire, montrant ainsi jusqu'à l'évidence les liens pathologiques qui unissent les troubles fonctionnels avec les prostatites, les prostatites avec l'hypertrophie sénile, l'hypertrophie et les prostatites avec le cancer épithélial.

Les altérations secondaires des vaisseaux de la prostate (surtout et d'abord les veines) et des organes du voisinage, étudiées dans leur essence et dans le mécanisme pathologique de leur production seront laissées de côté pour ne pas compliquer sans nécessité par de vastes développements l'exposé de cette conception personnelle. D'ailleurs il devient déjà manifeste après ce qui précède que la lésion spéciale de l'hypertrophie sénile est la *sclérose périglandulaire systématisée progressive*. L'hypersécrétion avec stagnation glandulaire est à l'origine première de tous les accidents ; puis apparaissent la dilatation des glandes, temporaire d'abord, ensuite définitive, l'infection des sécrétions stagnantes, les transformations épithéliales, les modifications de structure des parois et des tissus périphériques, enfin la sclérose totale et absolue avec destruction de la glande. Ainsi la sclérose prostatique qui, à partir de la deuxième étape, envahit peu à peu l'organe, n'est pas fonction d'artério-sclérose ;

car les lésions scléreuses dont l'aboutissant est la disparition de l'élément sécrétoire, débutent, en réalité, dans les
glandes elles-mêmes et non autour des vaisseaux, sont
tributaires des maladies des glandes et non des maladies
vasculaires artérielles générales ou localisées, deviennent
périacineuses, périglandulaires, mais restent intralobu-
laires, n'intéressant les vaisseaux que d'une façon secondaire, tardive et tout à fait banale. Les affections prostatiques qui touchent à l'épithélium sécréteur et aux glandes
se dirigent vers la prostate sénile du jour où la sclérose
périglandulaire progressive commence à se montrer et
déjà les caractérise comme altérations séniles. *La prostate sénile est donc bien de nature, d'origine et d'évolution glandulaires.*

Comme il vient d'être établi, des conditions locales
(hypersécrétion et stagnation) préparent seules le terrain
et seules rendent possible l'apparition de la sclérose
progressive dans sa localisation périglandulaire, que des
raisons d'ordre général (sénilité spontanée par le fait de
l'âge ou provoquée) hâtent dans sa marche et dans son
évolution envahissante. Il n'y a donc qu'une cause anatomo-pathologique, qu'une cause déterminante de la
prostate sénile : la sclérose, cause qui n'agira qu'avec le
concours de plusieurs adjuvants et encore avec l'appoint
indispensable de prédispositions locales nettement déterminées. Dans un ordre tout à fait artificiel, se rappro-
chant cependant des conditions chronologiques de l'obser-

vation et surtout comme moyen mnémotechnique, on peut considérer à la prostate sénile des causes locales non inflammatoires, des causes locales inflammatoires et des causes générales.

1° Causes locales non inflammatoires

a.) L'hypersécrétion glandulaire qui paraît remonter presque toujours fort loin en arrière (jeunesse) et qui persiste jusqu'au début de la troisième période (sclérose prostatique complète), est, tout d'abord (1er stade), la conséquence très ordinaire des écarts génitaux ; les abus, la continence temporaire suivie d'excès passagers, la continence prolongée pendant la période génitale de l'existence, l'éjaculation retardée, le coït incomplet (Reliquet) doivent toujours être incriminés. Ainsi on concilie l'opinion des anciens avec celle de Mercier, justes, mais incomplètes toutes deux en montrant pourquoi et comment des faits opposés en apparence conduisent aux mêmes résultats.

Plus tard (2e stade), l'hypersécrétion, franchement pathologique, provoquée alors beaucoup moins par une action réflexe que par une irritation locale (infection glandulaire), entretenue par la congestion, devient permanente et se comprend d'elle-même. Mais à tout moment, les conditions normales ou anormales dans lesquelles se manifeste l'activité sécrétoire glandulaire exagérée sont aussi celles du spasme urétral profond.

Or, la contracture du sphincter a pour effet d'oblitérer activement la lumière des conduits excréteurs prostatiques, d'opposer un obstacle aux forces expulsives (muscles extrinsèques et intrinsèques) qui tendent à évacuer complètement les acini. Par l'intermédiaire du spasme urètral, sans parler de l'effacement possible, mais tardif, de la cavité du conduit excréteur par boursouflement de sa muqueuse ou par corps étranger, l'hypersécrétion est donc bientôt suivie de stagnation glandulaire. La paroi de l'acinus doublée de ses muscles propres, appuyée par ceux de l'appareil extrinsèque, ne peut complètement réagir et cède sans avoir encore dégénéré pour cela.

b). *La stagnation* est, en premier lieu, le fait du spasme urètral et rapidement elle complique l'hypersécrétion ; c'est ainsi qu'il faut comprendre le rôle du spasme urètral profond dans l'étiologie de la prostate sénile. On sait que celui-ci est le plus souvent sous la dépendance de malformations de l'extrémité de la verge dont la fréquence et l'intérêt, après ce que nous avons écrit sur la question n'ont plus besoin d'être mis en évidence. Hypersécrétion et stagnation des produits glandulaires, dilatation consécutive de l'acinus et du conduit sécréteur, perte de contractilité de ses parois, dégénérescence progressive jusqu'à la destruction, se suivent et se succèdent, dans les lobules prostatiques, avec des temps d'arrêt, des poussées aiguës où les lésions affectent une marche rapide, au milieu de complications, locales ou de voisinage, qui pour un temps les masquent ou les dissimulent.

c). La *congestion* habituelle des organes du petit bassin, continue chez beaucoup de sujets (constipés, hépatiques : Reliquet), accrue par les efforts (miction, défécation difficiles), entretenue par le manque d'exercice, repos au lit,

etc., comme par les excitations génitales, entretient à son
tour la congestion prostatique ; celle-ci exagère l'hypersécrétion et la stagnation glandulaires. En outre, la stase
sanguine a sur les tissus de la prostate déjà fragiles, l'influence nocive qu'elle aurait sur d'autres ; par une transition ménagée elle conduit aux :

2ᵒ Causes locales et inflammatoires.

Il n'est pas une prostatite qui ne puisse aboutir à
l'hypertrophie ; c'était déjà l'opinion des anciens auteurs,
opinion confuse, il est vrai puisque, à l'influence encore
obscure des lésions inflammatoires de l'urètre profond,
ils ajoutaient celle des calculs vésicaux (Amussat, Leroy
d'Étioles), et des rétrécissements du canal. Mercier et
Samuel Cooper, en rejetant en bloc toute l'étiologie
admise jusqu'à eux, en renonçant à tout effort pour
pénétrer les causes de l'hypertrophie, laissaient le champ
libre aux hypothèses et aux recherches méthodiques à
effectuer.

Sans reprendre même rapidement les publications
antérieures, il est évident désormais que les états inflammatoires des glandes de la prostate peuvent avoir une
influence sur l'établissement des lésions de l'hypertrophie
sénile, aujourd'hui bien connues et décrites aux trois
stades anatomo-pathologiques de leur évolution progressive : il s'agit de déterminer cette influence en entrant
dans quelques détails.

a) Les infections aiguës (*prostatites aiguës*) généralisées d'emblée ou à poussées successives aboutissent

souvent à la destruction fonctionnelle de l'organe. La prostate perd alors de son volume ; elle est petite, ferme au toucher, régulière, indolente, on dit parfois qu'elle est atrophiée ; expression inexacte, car il y a prolifération manifeste du stroma conjonctif de la glande coïncidant avec la disparition complète de ses éléments nobles. Cette sclérose diffuse, sans systématisation, est aussi distincte de l'atrophie vraie que de l'hypertrophie sénile, non seulement au point de vue anatomo-pathologique, mais au point de vue clinique, puisque la prostatomégalie, avec les troubles de la miction consécutifs, fait absolument défaut. Les prostatites aiguës localisées, qui sont rares, laissent vraisemblablement une cicatrice quand la réparation de leurs lésions n'a pu être parfaite ; aucun cas toutefois ne permet de l'affirmer encore.

b) Quant aux *prostatites subaiguës,* leur intérêt réside en ce qu'elles passent à l'état chronique d'une manière insensible et parfois insidieuse, préparant le terrain pour l'établissement d'un processus très lent, banal de sa nature ou spécifique (tuberculose par exemple et peut-être syphilis : J.-L. Petit, Reliquet).

c). Les *prostatites chroniques* surtout, et parce que l'inflammation a eu le temps de retentir sur la trame musculo-conjonctive de la prostate et lui a permis de réagir avec tous ses moyens de défense et parce qu'elles évoluent encore à un âge et dans des conditions où tous les autres éléments favorables à la sclérose se trouvent facilement réunis, ont une action beaucoup plus certaine. L'épreuve du traitement rationnel permet seul de dire quelquefois quand, à la prostatite banale, fait place la prostatite du vieillard. Mais, je répète qu'il n'est pas une prostatite qui ne puisse aboutir à l'hypertrophie ; certainement des conditions particulières sont d'absolue nécessité pour que les lésions progressent dans le sens de la sclérose périglandulaire : l'hypersécrétion et la stagnation associées aux facteurs d'ordre général ; et, tout ce qui provoque et entretient la congestion du réseau veineux prostatique, tout ce qui provoque et entretient l'irritation aseptique et surtout septique des cavités glandulaires, provoque également à la longue et, tout au moins favorise l'apparition et le développement de l'hypertrophie prostatique, se traduisant par une prostatomégalie spéciale avec toutes ses conséquences urinaires.

3° Causes générales

Les causes générales ont pris désormais leur place ; on sait aujourd'hui qu'elles ne suffisent point à elles seules et que leurs effets nuisibles isolés n'ont jamais été indubitablement observés.

Elles agissent par l'intermédiaire de la *sénilité* dont elles hâtent les manifestations sur tous nos organes à la fois et d'autant plus activement que ceux-ci sont déjà plus fatigués et plus malades.

Les troubles de la nutrition, qui ont pour conséquence la régression scléreuse des tissus, sont des signes d'usure sans réparation possible.

Dans le cas particulier, l'état local dirige et spécialise la marche progressive des altérations prostatiques de la sénilité ; il en est de même vraisemblablement partout.

De cette façon, on interprète l'influence héréditaire et familiale (si complexe qu'une étude à part devra un jour en être faite), l'action défavorable des maladies générales, infectieuses ou non, des intoxications (tabagisme), de la syphilis, de la diathèse arthritique. Une vie sédentaire, des excès de table, des abus alcooliques, conditions d'existence très ordinaires chez les vieux prostatiques, amènent la sénilité avant l'âge. Ainsi des hommes relativement jeunes, avec ou sans artério-sclérose (mais déjà prostatiques), sont atteints d'hypertrophie sénile alors que des vieillards très scléreux y échappent. Entre 50 et 70 ans on est particulièrement exposé à la sclérose périglandulaire. Plus tôt ou plus tard, elle est exceptionnelle ; plus tôt, parce que les transformations de l'organe n'ont pas eu les délais suffisants pour s'opérer ou parce que toutes les conditions favorables nécessaires, locales et générales, ne sont point déjà réunies ; plus tard, parce que la prostate subit une régression simple, que l'activité sécrétoire des glandes qu'elle renferme s'éteint peu à peu, en même temps que leur vascularisation diminue et que leurs muscles disparaissent, parce qu'en somme, il y a physiologiquement et anatomiquement atrophie.

*
* *

Les causes énumérées ci-dessus, rapidement envisagées dans leur essence et leurs effets, se réunissent, se combinent et s'associent chez un même sujet pour aboutir à l'établissement des lésions de l'hypertrophie sénile.

La sclérose périglandulaire progressive débutant à la faveur de certains événements, dans un certain milieu, à

un moment donné, est la conséquence directe des troubles
sécrétoires et excrétoires des acini glandulaires. Tout
vient démontrer la justesse de ces opinions et le traitement logique auquel elles conduisent (prophylactique, palliatif et parfois curatif) leur servirait de preuve ; ses
résultats pratiques, actuellement partout connus, répondent d'une manière exacte à ce qu'on était en droit d'en
espérer et d'en attendre.

ÉVOLUTION [1]

I

Pourquoi et comment peut guérir l'hypertrophie sénile de la prostate.

Au Congrès de l'Association Médicále Britannique de Montréal, l'année dernière (1897), je communiquais une courte note sur la « curabilité de l'hypertrophie sénile de la prostate » et j'étudiais sommairement les conditions dans lesquelles on peut et on doit rechercher la guérison, en indiquant les grandes lignes du traitement logique qui conduit à ce résultat.

Aux deux premiers stades anatomo-pathologiques de l'évolution des lésions prostatiques, disais-je — et j'ai eu souvent l'occasion de le rappeler depuis devant l'Académie de Médecine, dans une série de travaux sur le même sujet — la disparition totale des accidents survient souvent sous l'influence heureuse d'une thérapeutique appropriée.

(1) *Bibliographie.* — Formes curables de l'hypertrophie sénile de la Prostate ; *Académie de Médecine*, 13 avril 1897. Modes de guérison de l'hypertrophie sénile de la Prostate ; *Académie de Médecine*, 17 mai 1898.

Rare déjà au 2ᵉ stade, elle serait bien plus fréquente au premier, si dès cette époque, les malades comprenant la gravité de leur situation, consentaient à se soumettre aux soins que nécessite leur état, soins dans lesquels les grandes interventions chirurgicales n'ont aucune place, ni aucune indication.

Pourquoi ?

Parce que pendant la longue période de début, les modifications de la prostate sont seules en jeu, que le reste de l'appareil urinaire est encore indemne et que nous pouvons, en supprimant la cause ou les causes qui agissent sur les glandes, supprimer aussi leurs sérieuses conséquences.

La prostate, qui, dans les conditions physiologiques contient une fort petite quantité de sécrétions dans la cavité presque virtuelle de ses culs-de-sac et de ses canaux sécréteurs, au premier stade de l'hypertrophie sénile est remplie et dilatée par d'abondants produits stagnants. Examinons donc : la glande, son contenu et les raisons d'être de la stagnation glandulaire.

a) La glande est dilatée ; sa cavité est devenue énorme ; ses canaux sont très élargis dans leur portion sous-sphinctérienne ; mais ses parois sont encore intactes.

b) Elle contient du suc prostatique peu modifié ; toutefois celui-ci renferme des globules blancs et des cellules épithéliales ; habituellement on n'y trouve point de pus ; il n'est pas cliniquement infecté.

c) La stagnation tient à la fois à un trouble excrétoire et à un trouble sécrétoire associés. L'affaiblissement par la distention prolongée des muscles expulseurs intrinsèques des sécrétions prostatiques et la contracture des muscles qui, normalement, oblitèrent les conduits excréteurs suffisent à la provoquer et à l'entretenir, mais elle se complique dès l'origine d'hypersécrétion ; d'où les trois termes : Stagnation, hypersécrétion, dilatation glandulaire.

A la longue, sous l'influence de facteurs étiologiques désormais connus, la paroi glandulaire dégénère, est envahie par la sclérose qui aboutit au néoplasme fibreux où la partie sécrétante de la glande est étouffée. Dans d'autres cas plus graves, c'est l'épithélium qui prolifère et se transforme ; alors, on assiste au développement du cancer glandulaire.

Le passage d'un stade à un autre se fait insensiblement ; mais tant que la paroi glandulaire n'est que peu sclérosée, la guérison est possible. Rien en effet ne s'oppose absolument en thèse générale — et les fait le prouvent — à ce que l'on fasse cesser la stagnation des sécrétions dans des glandes simplement dilatées. Nous savons en trouver les causes, comme nous connaissons désormais celles du spasme urétral ; l'hypersécrétion elle-même, que son mécanisme soit direct (infection de sécrétions stagnantes, simple contact anormal), ou réflexe, n'est pas au-dessus de nos moyens d'action. Et les troubles fonctionnels symptomatiques de la prostatomégalie disparaissent dès que la prostate reprend ses dimensions normales et que ses cavités glandulaires se débarrassent régulièrement de leurs produits.

En résumé, l'expérience prolongée avait déjà démontré que l'*hypertrophie sénile peut et doit guérir*, quand on la combat *dès le début* par le traitement de ses causes.

L'anatomie et la physiologie normales et pathologiques nous avaient aussi dit *pourquoi* et *comment*.

La guérison *absolue* donc est exceptionnelle. Elle n'est possible qu'aux deux premiers stades anatomo-pathologiques de l'évolution des lésions prostatiques, encore faut-il, au deuxième stade, que la régression de la sclérose périglandulaire commençante survienne totalement. Mais tant que la prostate est seule en cause, tant que ses modifications semblent rester justiciables des procédés curatifs dont nous disposons, on doit rechercher et on peut espérer la guérison absolue. Au fur et à mesure que diminue le gonflement prostatique, la vessie se vide mieux, les besoins d'uriner s'espacent ; le toucher rectal permet de suivre pas à pas les progrès que révèle le rétablissement bientôt complet de la miction volontaire, la glande donnant au doigt qui l'explore la sensation d'un organe sain et de dimensions normales. Il peut même à la longue y avoir atrophie vraie, c'est-à-dire disparition de l'élément noble (ou sécrétoire) sans prolifération du stroma ; et il ne faut pas confondre la prostate atrophiée physiologiquement avec des prostates de faible volume envahies par la sclérose diffuse et, de ce fait, absolument pathologiques.

Dans ces circonstances heureuses, le malade guéri n'a plus qu'à observer les principes de l'hygiène. Mais de pareils exemples restent l'exception parce qu'il est de règle que l'hypertrophie sénile s'établisse et se constitue presque insidieusement et parce qu'un homme ne consent point souvent à se soigner avec rigueur alors qu'il ne se croit pas très malade.

La guérison *relative* plus fréquente et dont il faut souvent savoir se contenter présente deux modalités :

1° La prostate remplie de dilatations glandulaires infectées, avec sclérose périglandulaire déjà accentuée, sous l'influence favorable du traitement, perd en partie de son volume. La rétention du début apparent des accidents n'est plus à craindre, l'excitation vésico-urètrale (fausse cystite) est calmée. Le malade urine seul, à des intervalles suffisamment longs, sans efforts ; les urines sont presque claires.

Une fois par jour il passe une sonde qui pénètre avec facilité, la prostatomégalie étant médiocre. Il constate alors qu'il y a toujours un certain degré de stagnation d'urine, que cette urine est souvent chargée de mucosités prostatiques et qu'un lavage est nécessaire pour évacuer le réservoir urinaire. D'autres ne passent la sonde que tous les deux ou trois jours ; certains ont un écoulement urètral dont la présence est leur sauvegarde. Mon maître Reliquet et moi avons publié, en particulier dans notre étude sur les *Glandes de l'Urètre* (Paris, 1894-1895) beaucoup d'observations se rapportant aux cas précédents et suivants.

Si en prenant de très sévères précautions d'antisepsie dans le cathétérisme et en suivant un régime approprié, ces malades peuvent ainsi pendant des années jouir d'une existence à peu près normale, à la moindre faute ils ont facilement des orchites, des poussées de prostatite. La terminaison fatale survient ordinairement par la production du foyer infectieux prostato-génital ; ils meurent de

leur prostate seule, point de départ des accidents d'infec
tion générale.

2° Lorsque la régression au moins partielle de la
prostatomégalie ne peut être obtenue et que les cavités
glandulaires restent remplies de sécrétions stagnantes, la
sclérose totale de la prostate constitue une deuxième
forme de guérison relative. Il est donc, à tout prendre,
heureux quelquefois de voir la glande bosselée devenir
uniformément dure, de constater qu'à la place des dilatations glandulaires se trouvent des noyaux fibreux dont
la compression ne chasse aucun liquide au méat. Car, si
le malade ne peut uriner sans la sonde, si le cathétérisme
est souvent difficile en raison du volume et de la déformation de la prostate, la vessie distendue par l'urine est
dans un état de passivité absolu. Il n'y a plus de vrais
besoins d'uriner ; à peine une pesanteur anormale pré-
vient-elle, deux ou trois fois par jour qu'il est temps de
vider le réservoir urinaire. Les orchites sont rares, l'infection générale exceptionnelle. La survie peut être considérable avec une santé en apparence excellente.

Les complications de toute nature qui surviennent si
facilement chez les vieux prostatiques sont parfois un obstacle à la guérison ou à l'amélioration très notable que
l'on obtient souvent chez ceux qui se soignent avec méthode. Il y a donc, à côté des formes que nous décrivons,
des variétés individuelles dont une courte revue d'ensemble ne saurait nécessairement tenir compte.

En somme si la guérison absolue est rare, elle est possible ; elle deviendra avec le temps d'autant plus fréquente que l'on commencera plus tôt le traitement, que

l'on connaîtra mieux la puissance des ressources thérapeutiques que j'ai eu souvent l'honneur de défendre devant l'Académie, et qui diffèrent tant des interventions
sérieuses dans leurs conséquences, incertaines d'ailleurs
dans leurs résultats et dont l'action à réserver pour des
cas spéciaux, n'est sûrement que palliative. Les guérisons
relatives ont aussi leur importance. Il est évident que
malgré tout, ces malades n'oublieront jamais, sans danger
immédiat, les précautions multiples nécessitées par leur
état local; mais ils vivront et beaucoup vivent de la vie
commune sans souffrances, avec quelques ennuis et à
peine une infirmité.

II

Formes curables.

Ainsi que le fait me paraît surabondamment démontré,
la voie pathologique, — s'il est permis d'employer cette
image, — qui conduit à l'hypertrophie sénile de la prostate, comprend trois étapes successives où nous arriverons désormais facilement à connaître les indications des
nombreuses interventions opératoires (castration, section
des canaux déférents, cautérisation, prostatectomies électrolytiques ou autres) proposées dans ces dernières années
et à apprécier la valeur comparée de ces méthodes et
des procédés de traitement, (que seuls mes élèves et moi
même défendons contre tous), moins rapides peut-être,
moins faciles à utiliser souvent, mais n'offrant en revanche
aucun danger dans leur emploi.

Ces trois étapes artificiellement fixées d'ailleurs pour la commodité de l'étude du sujet, sont marquées par un ensemble de signes physiques et fonctionnels qui les séparent nettement et que nous avons eu l'occasion d'étudier précédemment.

A la première période, il suffit de faire disparaître les causes de l'hypersécrétion et de la stagnation glandulaire c'est-à-dire le spasme urétral profond, pour que ses glandes se vident, pour que la prostate revienne aussitôt sur elle-même et que les troubles urinaires disparaissent avec la prostatomégalie causale.

A la seconde période, la suppression du spasme urétral profond toujours indispensable, ne suffit plus à assurer la la guérison. Il faut encore régulariser l'évacuation glandulaire chaque fois qu'elle reste incomplète, par la *compression digitale* (on dit quelquefois à tort massage), combattre la congestion prostatique habituelle, modifier par des moyens appropriés les parois sécrétantes et la nature des sécrétions infectées qui remplissent les cavités glandulaires passivement distendues. Comme dans le cas précédent, au fur et à mesure que le praticien remplit ces indications précises, la prostate d'abord volumineuse; dure et bosselée, redevient peu à peu souple, régulière et perd de ses dimensions anormales. Les troubles de la miction s'atténuent parallèlement.

A la troisième période (sclérose périglandulaire absolue) compliquée le plus souvent de sclérose rénale et vésicale pour ne parler que de l'appareil urinaire, la prostatomégalie tient surtout aux néoformations conjonctives plus qu'à la dilatation des glandes, à l'œdème et à la congestion locale. Sur ce tissu de cicatrice qui remplace le parenchyme glandulaire aucune intervention ne peut rien.

Dans les deux premières formes (*formes curables*), les seules où les opérations déjà citées (castration, section des canaux déférents, prostatotomies, prostatectomie, etc.) puissent être suivies de résultats relatifs ou absolus, les procédés que nous employons toujours (suppression du spasme urètral, cathétérismes réguliers ou sonde à demeure, compression digitale de la prostate), sont au moins aussi efficaces et cela à moins de frais pour le patient. Il en résulte selon moi, que les opérations énumérées plus haut guérissent parfois les seuls malades qui devaient guérir sans elles et sans s'exposer à leurs graves inconvénients. Quand enfin la prostate est envahie totalement par la sclérose, les moyens indirects ou directs sont à peu près sans effet sur la prostatomégalie et sur ses conséquences urinaires. La taille périnéale, simple drainage du réservoir urinaire, est la seule intervention utile quand il devient indispensable d'opérer.

Je ne prétends point poser en quelques lignes des règles absolues ne comportant pas d'exceptions : mais, en thèse générale, chez les vieillards prostatiques aux deux premières périodes, périodes de curabilité, on peut obtenir le dégonflement de la prostate, le rétablissement de la miction normale, etc., en un mot la guérison sans avoir recours à de sérieuses opérations.

III

Période latente

On ne saurait trop insister sur les symptômes qui caractérisent la première période, la période latente de l'hypertrophie sénile de la prostate; car, c'est à cette époque surtout, mais presque certainement aussi, que l'on peut compter sur le résultat curatif des moyens thérapeutiques dont nous disposons, à l'exclusion des interventions sérieuses préconisées dans ces dernières années et auxquelles personne ne voudrait raisonnablement se soumettre avant d'avoir épuisé la série des ressources et des petits procédés qui donnent alors les succès les plus encourageants.

Tout ce qui provoque l'augmentation de volume de la prostate a pour effet d'élever le col vésical en arrière du pubis et pour conséquence de déterminer la stagnation d'urine (Reliquet). On sait que la prostatomégalie de l'hypertrophie sénile s'établit insensiblement avec les altérations locales dont elle dépend, l'hypersécrétion avec stagnation des produits dans les cavités glandulaires dilatées, puis sclérosées, s'effectuant peu à peu, par poussées apparentes, mais évoluant avec lenteur. Ce sont donc des troubles à peine appréciables de la miction qui mettront au début le médecin sur la voie du diagnostic ; l'examen du malade, ses antécédents, ses habitudes, son âge, viendront aider à confirmer l'existence des lésions prostatiques déjà annoncées par les modifications fonctionnelles qu'il accuse, mais dont souvent il ne se plaint pas encore.

Une certaine *lenteur* dans l'établissement du jet, surtout lorsque le besoin n'a pas été immédiatement satisfait, un *effort initial* de la miction, miction qui se termine par l'écoulement de plusieurs gouttes tombant sans force et non par les petites secousses qui débarrassent l'urètre chez les sujets sains, sont, dès l'origine, plus marqués après le repos. Cependant le malade ne se lève pas encore la nuit pour uriner. Le matin, en faisant sa toilette, il éprouve *plusieurs besoins coup sur coup*; trois ou quatre fois dans une heure, il doit prendre le vase et l'émission qui se produit à chaque tentative est moins facile et moins complète qu'elle le sera dans la journée. Dans la position accroupie, la sortie de l'urine se fait mieux, et ceux qui vont à la garde-robe dès le réveil n'ont pas toujours les envies répétées que l'on constate d'ordinaire dans le plus grand nombre des cas.

La plus petite cause occasionnelle suffit pour provoquer le besoin: le mouvement après le repos, l'impression brusque du froid, un léger excès de table, une excitation génitale intempestive et l'envie reparaît, intense, rapprochée, difficile à satisfaire comme le matin au saut du lit. La résistance est, à ce moment, accompagnée de quelques *sensations anormales* : élancements sourds dans la verge, douleur vague au niveau du gland ; la fin de la miction est pénible. Tous ces phénomènes existent quelque temps pour disparaître et revenir à des intervalles de moins en moins longs, en subissant des modifications liées, d'une façon directe, à l'état de la prostate. Si les fatigues, le plus petit écart de régime, la station assise ou couchée trop prolongée, la résistance au besoin, les accroissent ou les réveillent, les évacuations alvines abondantes qui coïncident chez ces malades avec des périodes de *consti-pation habituelle*, s'accompagnent d'une amélioration notable dans le nombre et la facilité des mictions.

Les urines, à cette première période, sont le plus souvent *normales* ou à peu près comme quantité et comme composition ; au moment des poussées aiguës, elles contiennent de petites mucosités.

Il y a donc *stagnation d'urine passagère*, le matin seulement après le sommeil, ensuite d'une façon continuelle ; le cathétérisme évacuateur démontrerait que la vessie ne se débarrasse de son contenu qu'après les trois ou quatre mictions successives ; mais il faut bien *se garder d'avoir recours à la sonde* et se borner, *au plus*, à l'exploration du canal pour éviter l'erreur possible avec un rétrécissement. La percussion hypogastrique et le phonendoscope suffisent pour celui qui est prévenu des réelles difficultés de cet examen ; dans le doute, si le doute est permis, il est préférable de se fier aux troubles fonctionnels déjà très affirmatifs, que d'insister pour obtenir une exploration directe autre que le toucher rectal.

« Il ne faut sonder un malade que lorsque les circons-« tances le réclament impérieusement » (Reliquet).

Cette formule ancienne qui résume l'expérience de vieux cliniciens avisés est encore aujourd'hui indispensable à retenir ; car l'asepsie et l'antisepsie dans le cathétérisme, malgré leur énorme importance, ne constituent point toutes les règles obligatoires à observer. Avant de se décider à intervenir, le médecin pratiquera l'examen méthodique et complet de sou malade, gardant pour la fin l'exploration des voies urinaires, à moins toutefois et bien entendu qu'aucune hésitation sur la nature du cas ne puisse être permise. C'est au moins la façon de procéder qui m'est habituelle et à laquelle j'ai toujours engagé, avec preuves à l'appui, mes élèves à se conformer. .

Donc, pas de cathétérisme inutile ; et, surtout parce que le cathétérisme inutile peut facilement devenir dangereux en dehors même de toute faute opératoire. Qu'il suffise de rappeler les crises d'excitation vésico-urètrale (fausse cystite) dont il est l'origine chez certains nerveux, les ac-cidents infectieux par transport de l'infection urèthrale à la vessie et aux reins chez des diabétiques, les phénomènes graves d'intoxication chez des vieillards atteints d'insuf-fisance fonctionnelle des différents parenchymes glandu-laires (foie, reins) et en imminence d'urémie ; car, à ce sujet, l'explication proposée jadis de l'intoxication uri-neuse par la résorption d'urines même non infectées ne paraît pas devoir être toujours laissée dans l'oubli. Pour toutes ces raisons, on retiendra qu'à l'habileté, à la pru-dence, à l'antisepsie dans le cathétérisme, il faut joindre une conception judicieuse de son opportunité ; l'expérience se chargera de montrer la valeur de ces rapides observa-tions.

La prostate, examinée méthodiquement et avec pru-dence, est *augmentée* de volume ; elle fait saillie sous la muqueuse rectale; le sillon médian est effacé. *Molle* dans son ensemble, non élastique, elle contient des *noyaux* plus fermes (dilatations glandulaires), dont la compression chasse au méat, en même temps qu'ils disparaissent, par gouttes ou par une petite éjaculation, du liquide prostatique laiteux, non filant. Examiné au microscope, on y voit sans aucune préparation : des granulations brillantes, des sympexions, des masses visqueuses hyalines, parfois quelques globules blancs et souvent des spermatozoïdes vivants ou immobiles.

Il faut surtout ne point oublier l'aggravation progressive habituelle, procédant par poussées chez le vieux prostatique à la période latente des accidents et ne pas attendre pour agir que se manifestent l'excitation vésicale (fausse cystite), la rétention d'urine et surtout qu'il y ait dégénérescence des parois vésicales (colonnes). Il convient également d'éviter les médicaments nuisibles : strychnine, ergot de seigle, qui, rapidement, d'un malade urinant encore seul sans trop de difficultés, font un rétentioniste qu'il faut sonder et ouvrent ainsi la porte à de trop fréquentes et graves complications.

Ce résumé rapide et par force incomplet, n'a qu'un but : attirer une fois de plus l'attention du praticien sur ces troubles urinaires vagues en apparence, pour prévenir pendant qu'il en est temps encore, une des affections les plus pénibles de la vieillesse.

COMPLICATIONS [1]

I

Congestion

De tous temps les auteurs ont fait jouer à la congestion prostatique dans les maladies du carrefour génito-urinaire un rôle de première importance. La connaissance anatomique bien que souvent incomplète des plexus veineux qui entourent la prostate semblait à elle seule plus que suffisante pour justifier la facilité et l'intensité possibles des états congestifs de la glande. Comment expliquer autrement l'apparition de certaines hématuries abondantes, de modifications considérables et momentanées dans le volume de la prostate coïncidant parfois avec la sortie d'hémorrhoïdes, souvent avec la turgescence habituelle des corps caverneux, en un mot avec des phénomènes de

(1) *Bibliographie.* — Signes de la congestion prostatique ; *Académie de Médecine*, 17 janvier 1899. Douleurs vésicales des prostatiques; *Académie de Médecine*, 26 mai 1896. Le foyer infectieux prostato-génital ; *Académie de Médecine*, 16 janvier 1900. Hypertrophie sénile et cancer de la prostate; *Académie de Médecine*, 26 juillet 1898. Cancer glandulaire de la prostate ; *Académie de Médecine*, 21 février 1899.

stase sanguine dans le petit bassin quelle qu'en fut d'ailleurs, en apparence, la cause voisine ou éloignée ?

Mais si la réalité de l'existence, la fréquence même des troubles congestifs de la prostate n'ont échappé à personne, l'accord ne semble point établi sur la valeur des symptômes qui révèlent la congestion, qui permettent de la reconnaître et de remonter à ses origines.

L'intérèt pratique capital s'attachant à la possession parfaite d'une telle question, devait engager mon maître Reliquet et moi à en faire l'objet de nos investigations. Déjà, dans de multiples observations publiées (*Les Glandes de l'Urètre*, t. I et II) et dans plusieurs mémoires récents, l'occasion s'est présentée et a été saisie d'indiquer les signes précis qui paraissent devoir ètre rapportés à la congestion prostatique associée à l'œdème local et d'en décrire l'évolution jour par jour.

Chez les sujets encore jeunes, dont la prostate n'est pas le siège de stagnation des sécrétions dans ses cavités glandulaires dilatées, la *disparition* du sillon médian vertical qui sépare les lobes de l'organe, l'augmention de consistance de ces lobes, *plus fermes* qu'à l'état normal, *moins souples*, sans ètre durs toutefois, les *limites diffuses* de l'amas glandulaire qui plus ou moins a perdu sa forme bien connue, sont de fortes présomptions en faveur de la congestion et de l'œdème prostatique encore médiocrement accusés. A un degré plus avancé, la prostate, au toucher rectal, est *globuleuse*, formant dans le rectum qu'elle remplit et où le doigt ne rencontre plus qu'elle, une saillie parfois *énorme*. L'index pour pénétrer doit suivre la courbure du coccyx et du sacrum. La surface prostatique est *lisse, chaude* ; sa consistance, *uniforme*, est celle d'une poche fortement distendue par un liquide intérieur : elle est *rénitente* (Reliquet). La pression légère de la pulpe digitale donne lieu à une sensation *douloureuse partout également* pénible. L'exagération de la sensibilité provoquée et spontanée, la perception de battements artériels (pouls prostatique), les grands accès fébriles appartiennent déjà à la suppuration de l'organe. Quand, au contraire, les accidents sont en voie de décroissance, on reconnaît dans l'ordre inverse les signes précédemment attribués à la congestion commençante.

Chez le vieillard atteint de prostatite sénile, aux deux premiers stades anatomo-pathologiques, c'est-à-dire chez qui toutes les causes de congestion et d'œdème prostatiques se trouvent réunies, la prostate congestionnée prend un développement énorme, plus marqué peut-être que dans le cas précédent. Lisse, tendue, chaude, d'une consistance et d'une sensibilité égales en tous points, elle s'accompagne de turgescence de la verge et de gonflement hémorroïdaire.

Les troubles fonctionnels marchent de pair avec la violence des phénomènes congestifs ; ce sont des mictions *fréquentes, douloureuses,* souvent *sanguinolentes* à la fin (fausse cystite). Le vieux prostatique a plutôt de *la rétention* d'urine avec *excitation vésicale.* Il faut alors songer au cathétérisme ; et ses sondes habituelles, s'il en passait, ne peuvent plus, pour un temps, pénétrer jusque dans la vessie. La sonde en gomme à béquille de gros calibre, munie d'une grande courbure souple, dont Reliquet faisait usage en pareilles circonstances, est l'instrument le plus utile. On remarque en l'introduisant : la *longueur* anormale de la partie de la sonde qu'il faut pousser dans l'urètre, avant l'écoulement de l'urine ; la *courbure* considérable ajoutée à la béquille que doit porter cette sonde pour franchir la prostate ; la *sensibilité* de la région prostatique ; son *saignement* facile et abondant. La vessie, *peu distendue*, se *contracte* avec force ; parfois, elle est remplie de sang. dont il va falloir assurer la sortie régulière.

En présence d'un tel ensemble symptomatique, il ne restera dans l'esprit aucun doute : ces prostatomégalies, à *début brusque* ou très rapide, à terminaison également rapide, apparaissant et disparaissant tour à tour, coïncidant ou alternant avec d'autres manifestations congestives, s'accompagnant d'hémorragies faciles, d'abondance parfois effrayante, ne sauraient être rapportées qu'à la congestion locale. Les signes physiques et fonctionnels énumérés plus haut, la marche, la terminaison, les complications, tout est là pour conduire à une même conclusion, sans parler de l'influence heureuse du traitement approprié.

Quand on assiste à l'augmentation de volume des plus rapides (quelques heures à deux ou trois jours) d'une prostate déjà malade, chez un homme d'âge avancé, quand on rencontre les signes positifs de la congestion, quand surtout il y a hématurie spontanée, le diagnostic n'offre aucune difficulté réelle. Pendant la période d'état, on pourrait croire et on croit souvent à des grosses lésions prostatiques, tandis que si les jeunes font des congestions actives et franchement inflammatoires, prélude ordinaire de suppurations étendues, le vieillard, à l'occasion d'une prostatite légère presque latente, peut avoir de violentes poussées qui disparaissent sans laisser de notables vestiges. Lorsque la crise prend fin avec une promptitude analogue à celle de l'invasion, l'organe revient presque à ses dimensions premières ; le doigt explorateur retrouve les caractères des altérations locales préexistantes, pendant que les troubles fonctionnels s'atténuent parallèlement pour ainsi dire.

Des recherches antérieures et des faits cliniques que je résume ici en une sorte de tableau, on peut, ce me semble, être autorisé à déduire :

Que la congestion de la prostate existe comme syndrome surajouté compliquant les lésions glandulaires ; que la congestion prostatique active et inflammatoire dans la jeunesse, plus tard est presque passive. L'anatomie de la région explique son importance croissante avec l'âge et la facilité de son apparition. La congestion se montre tant de fois dans le cours des prostatites — surtout de la prostatite sénile — qu'il importe de bien en connaître les signes pour lui opposer aussitôt les soins dont catégoriquement elle fournit les indications.

Puisque les complications congestives menacent toujours la prostatique (et l'on sait désormais le sens étendu qui doit être donné à ce qualificatif), surtout quand la durée de sa maladie, son âge, l'état de déchéance de sa circulation générale et locale, le prédisposent aux manifestations les plus intenses et les plus sérieuses, la prophylaxie devient de toute nécessité. On ne peut, dans les limites restreintes de ce travail, faire entrer tout ce qui a trait aux précautions à prendre pour éviter d'abord, pour combattre ensuite la congestion prostatique, pour lutter enfin contres ses complications ou ses suites. Il en résulte toutefois comme règle générale, que le prostatique doit toujours chercher à éviter tout ce qui peut être la cause de congestion active ou passive du petit bassin : efforts de miction, de défécation, et même violent effort général, décubitus dorsal prolongé. Les écarts génitaux, l'intempérance, l'immobilité dans la station assise, les impressions locales trop vives de chaud ou de froid, son également défavorables. Au moment des poussées aiguës, ces principes s'imposent avec autorité ; la saignée locale est souvent nécessaire et rapidement efficace. Les médicaments régulateurs de la circulation veineuse (hamamelis, par exemple), dont on surveille attentivement l'emploi, l'opium par la voie rectale (Reliquet) ont aussi leurs indications. Les succès que donne un traitement en rapport avec la cause présumée des accidents, sans parler de toutes les autres bonnes raisons déjà énumérées, ont, depuis bien longtemps, autorisés tous ceux qui s'attachent à l'étude des affections prostatiques, à admettre cette pathogénie congestive et justifient la portée que nous attribuons à nos paroles.

II

Douleurs.

Parmi les phénomènes subjectifs que leur grande fréquence ferait presque sortir du cadre des complications pour entrer dans celui des symptômes, la douleur est un de ceux qui frappent surtout les malades à toute période de l'évolution de la sclérose périglandulaire systématisée progressive. C'est contre ses diverses modalités qu'ils demandent au médecin d'agir rapidement. Il convient donc d'étudier ces douleurs dans leurs caractères et dans leurs rapports avec les autres symptômes, partant dans leurs causes et le mécanisme de leur production.

La douleur ne se montre que tardivement à la première période (*période latente*) de l'hypertrophie sénile. A la fin d'une miction et surtout d'une miction nocturne ou sous l'influence d'une de ces causes congestives si funestes (retenue, écart de régime, refroidissement, etc.), il se produit une contraction pénible de l'urètre et de la vessie simulant un besoin intense d'expulsion et, sans avoir été satisfait, se calmant ensuite peu à peu. Mais bientôt le début de la miction, puis toute sa durée sont marqués comme la fin par des spasmes avec irradiations douloureuses dont l'intensité est fort variable suivant les sujets et qui se prolongent pendant un certain temps après l'évacuation de la vessie. On arrive alors à la seconde période clinique, *période d'excitation vésicale* faisant suite à la passivité et aboutissant rapidement à la rétention d'urine.

Cette dernière est trop connue dans ses signes fonctionnels, dans ses crises d'excitation qui, lorsqu'elles se montrent, accroissent leur fréquence et leur intensité jusqu'à la continuité presque absolue, pour qu'il soit nécessaire d'en dire davantage. Mais la vessie vidée, même avec toutes les précautions que l'on sait être indispensables dans le cathétérisme des prostatiques, la rétention reparaît au bout de quelques heures ; chaque évacuation paraît diminuer la capacité vésicale, c'est-à-dire rapprocher les besoins pathologiques impuissants et les douleurs qui les accompagnent. Dans les efforts d'expulsion involontaires, il s'écoule souvent un peu de sang du méat. Les urines sont relativement claires. Dans ces circonstances, il y a infection aiguë de la prostate (foyer infectieux prostato-génital) et non cystite comme on pourrait le croire au premier abord.

Ainsi, dans tous les cas, les douleurs des prostatiques sont l'effet d'une contracture urétro-vésicale :

A la première période, contracture de la vessie sur l'urine stagnante dont l'élévation du col ne permet plus la sortie complète.

A la seconde période, même phénomène de plus en plus accusé jusqu'à la rétention.

Alors, si la prostate vient à s'enflammer surtout par le mélange d'urines plus ou moins modifiées aux sécrétions septiques qui distendent ses éléments glandulaires, retentissement réflexe sur la vessie et l'urètre qui marche de pair avec l'état prostatique, s'aggravant et guérissant avec lui. La physiologie pathologique qui vient d'être exposée a pour conséquences d'éclairer le médecin sur la thérapeutique à suivre pour prévenir, combattre et calmer l'excitation vésico-urétrale symptomatique (fausse cystite) dans le fait particulier que je considère actuellement.

On sait, depuis le travail classique de de Grandcourt que par « *fausse cystite* », il faut entendre toute affection simulant absolument l'inflammation du réservoir urinaire, alors qu'en réalité la vessie reste saine et que le traitement local usuel des cystites à, en pareille occurrence, les plus déplorables effets.

Une des *lois de Reliquet* sur les réflexes génito-urinaires (1878) avait cependant déjà éclairé la question ; il fut néanmoins indispensable de la reprendre *ab ovo* en 1895. « Toutes les causes d'irritation siègeant dans un « point quelconque des voies urinaires depuis le collet du « bulbe jusqu'au rein, dans les organes annexes (glandes « périphériques, voies génitales) ou dans les organes de « voisinage, provoquent l'excitation vésico-urètrale, c'est-« à-dire la contracture de l'urètre et de la vessie ; cer-« taines affections organiques ou non, du système ner-« veux agissent parfois de même ».

Partant de cette règle, dont la confirmation se trouve dans de nombreuses observations d'origine diverse, M. de Grandcourt et moi, nous avons proposé de réunir, sous le nom de « fausses cystites », ces états indéterminés, que, faute d'appellation plus exacte, on peut considérer encore comme des excitations vésico-urètrales réflexes, la présence des microbes dans l'urine ne suffisant point, ainsi que nous l'avons vu, à justifier l'existence d'une inflammation vésicale et le traitement seul efficace, faisant tout au moins de ces cystites anormales, une variété absolument spéciale.

Il ne peut être question aujourd'hui que de l'excitation vésico-urètrale symptomatique des affections de la prostate, et de l'hypertrophie sénile plus spécialement encore ; mais il n'est pas superflu de rappeler que les difficultés, apparentes au moins éprouvées nous remonter aux causes d'une fausse cystite tiennent pour une grande part, à l'insuffisance de l'examen clinique.

Et, si la connaissance des fausses cystites n'avait qu'un intérêt purement théorique, il serait inutile d'insister longuement sur le diagnostic. Mais en pratique, l'erreur a de déplorables conséquences. Un malade atteint de cystite simulée est soigné d'abord par des lavages anodins, soumis à un régime adoucissant et à l'usage des balsamiques ; leur inefficacité les fait remplacer bientôt par des caustiques (nitrate d'argent ou sublimé). La prétendue cystite s'exagère alors notablement, et, en désespoir de cause, on pratique le curettage vésical, inutile et dangereux, ou l'on ouvre la vessie, ce dernier moyen seul donnant une amélioration tant que la fistule urinaire reste largement perméable. Pendant ce temps, la lésion rénale, urètrale ou prostatique, évolue et l'on a d'autant moins de chances de la découvrir, que l'on s'attache davantage à traiter l'état vésical par des moyens de plus en plus énergiques.

Certainement, tous les malades n'en arrivent point là ; mais nous ne comptons plus les cas de fausse cystite traités sans résultat, bien au contraire, par les instillations, les lavages longtemps prolongés, qui ont guéri en supprimant la cause de l'excitation vésico-urètrale réflexe, et où de longues souffrances auraient pu être épargnées par un examen, partant par un diagnostic plus exact.

Sur quels éléments baser d'une façon certaine le diagnostic de cystite ? Les symptômes principaux (fréquence, douleur, pyurie) apparaissent en même temps dans la cystite, successivement dans certaines cystites simulées par un néoplasme infiltré des parois vésicales, ainsi qu'il a été dit. Il n'y a là qu'un cas particulier, et le signe tiré de *l'ordre de succession des symptômes* ne saurait être généralisé, bien des fausses cystites débutant comme des cystites vraies. Enfin, il n'est point toujours possible, surtout quand la maladie remonte à une époque éloignée, d'avoir des renseignements précis sur ce qui peut paraître au malade un détail négligeable.

La *dissociation de la sensibilité vésicale*, à laquelle M. Bonneau, dans sa thèse (Paris, 1893), attache une valeur capitale, serait caractérisée par l'indolence à la distension et au contact. « Le cathétérisme est indolent, et on peut, avec la sonde, toucher les parois vésicales sans provoquer de réaction. Une pression au-dessus du pubis ne révèle aucune sensibilité ; l'erreur est donc facile à éviter. » Malheureusement presque toujours, il n'en est point ainsi et les modifications de la sensibilité vésicale sont en tout identiques à ce qu'elles sont dans la cystite. Pour se rendre compte, enfin, de l'insensibilité à la distension et au contact, il faut faire des manœuvres intra-vésicales, qu'il importe d'éviter le plus souvent possible.

En résumé, ces données ne sont utilisables que dans quelques cas exceptionnels et, sans toutefois les négliger, il convient de ne point s'y attacher exclusivement.

Dans certaines circonstances, et lorsque l'intensité des douleurs et la gravité des autres symptômes justifient pareille détermination, on peut avoir recours à l'*anesthésie chloroformique*. Reliquet reconnut, en 1872, que « lorsque le chloroforme permet de dilater une vessie (contrac-turée et supposée malade), il faut rechercher la cause de l'excitation de l'organe, en dehors de son col et de sa paroi ». En effet, pendant la narcose chloroformique, la vessie reste sensible, soumise qu'elle est à l'influence du sympathique. Dans le sommeil incomplet, qui diminue le pouvoir modérateur du cerveau sur la moelle, la vessie se contracte avec plus de facilité qu'à l'état de veille, et même pendant le sommeil complet, peut rester contracturée, lorsqu'elle présente des lésions de ses tuniques.

Les *caractères du pus* mélangé à l'urine ont-ils une réelle valeur ? Quand la sonde, comme dans des exemples cités, ramène de l'urine claire, tandis que l'urine contenue dans le vase est purulente, il est déjà probable que, s'il y a cystite, à celle-ci se surajoute une autre lésion. Mais l'aspect du pus, glaireux ou non, le moment de la miction où il apparaît dans sa plus grande abondance, son mélange plus ou moins intime à l'urine, n'ont qu'une importance médiocre (Rayer). L'examen microscopique y révèle parfois des cellules d'épithélium vésical, sans que cette constatation puisse utilement servir au diagnostic.

Dans la recherche de chacun des symptômes secondaires, et dans l'étude détaillée des différents procédés d'examen, on trouve les éléments d'un diagnostic différentiel entre la cystite et les fausses cystites. Il importe donc que le praticien retienne :

· Que le diagnostic de la cystite est parfois très difficile ;

Qu'on ne doit point, au moindre signe d'excitation vésicale, agir directement contre l'infection présumée de la vessie, mais d'abord examiner *complètement* le malade, s'attacher à reconnaître l'intégrité de l'appareil urinaire, utiliser les moyens de différenciation énoncés plus haut, et songer qu'à côté des causes ordinaires de la fausse cystite, le système nerveux doit souvent être interrogé. A la fausse cystite, à l'excitation vésico-urètrale réflexe, s'ajoute parfois une infection, une cystite vraie ; mais cette dernière ne peut évidemment guérir que lorsque le réservoir urinaire aura été mis au repos par la suppression des causes de son excitation.

Volontairement j'ai laissé de côté l'*exploration cystoscopique* de la vessie qui ne saurait donner à tous encore, des résultats de valeur. Et cependant, dans quelques cas rares et douteux, le cystoscope peut être utilisé et venir aider au diagnostic en prouvant, *de visu*, l'intégrité, ou une lésion plus ou moins étendue, de la muqueuse vésicale.

III

Foyer infectieux prostato-génital.

Lorsque les glandes sous-musculaires (prostate et vésicules) du carrefour uro-génital de l'homme sont infectées et, à leur tour, deviennent le point de départ d'une infection générale, infection variable dans son intensité, diverse dans sa nature depuis l'infection urineuse jusqu'à l'infection purulente, peut-être diverse encore dans son essence même, infection vraie ou intoxication ? on se trouve en présence de ce que Reliquet appelait le « *foyer infectieux prostato-génital* », il est d'ailleurs de règle, ici comme partout, que les lésions vésiculaires soient analogues, contemporaines et parallèles aux lésions prostatiques et qu'elles soient accompagnées de modifications pathologiques s'étendant au système génital tout entier. Les cavités glandulaires de la prostate et des vésicules, en raison sans doute de leur étendue, de leurs anfractuosités, de la richesse de leur circulation sanguine et lymphatique, de la facile stagnation de leurs produits, sont la source ordinaire des infections à distance d'origine urètrale ainsi qu'il m'a été donné bien souvent de le rappeler depuis mes premières recherches sur la question (*Les Glandes de l'Urètre, 1894*).

Le foyer infectieux prostato-génital considéré dans une vue d'ensemble se produit trop fréquemment chez les urinaires de tout âge pour pouvoir rester ignoré du praticien. Nombre d'accidents locaux tenaces ou récidivants (névralgies, arthrites, etc.) et de réactions générales (fièvre, inappétence, etc.), atténuées parfois, parfois affectant au contraire la plus grande intensité et entraînant en peu de jours l'issue fatale (état typhoïde) en sont la conséquence directe et immédiate. De la connaissance aussi exacte que possible de leur physiologie pathologique et de leurs causes se déduit nécessairement la thérapeutique à employer pour les combattre.

L'infection des cavités sécrétantes de la prostate et des vésicules ne paraît pas exercer une influence durable sur l'ensemble de l'organisme, mettant à part ce qui tient à ses complications, quand certaines conditions locales ne se rencontrent pas déjà et n'ont pas, pour ainsi dire préparé le terrain à son nouveau rôle morbide. Il faut nécessairement, comme le fait a été énoncé dans une récente communication à l'Académie des sciences (20 novembre 1899) : 1° Stagnation, et, *à fortiori*, rétention des sécrétions dans les glandes dilatées ; 2° infection puis résorption des produits infectieux et toxiques par les parois modifiées de ces glandes. En un mot, le foyer infectieux prostato-génital ne se rencontre que chez les prostatiques, en laissant à ce terme un sens très général et très exact à la fois, c'est-à-dire chez les malades jeunes et vieux dont la prostate et les vésicules chroniquement enflammées sous l'action prolongée de l'hypersécrétion et de la dilatation des acini, ont subi des modifications d'abord purement fonctionnelles (troubles mécaniques d'excrétion et de circulation sanguine) ensuite essentielles et trop souvent définitives (transformation de l'épithélium sécréteur, sclérose périglandulaire commençante). Les causes prédisposantes sont donc aussi, au début, celles de l'hypersécrétion et de la stagnation glandulaire, plus tard celles de l'infection des sécrétions stagnantes et celles des lésions consécutives de l'appareil sécréteur d'ordre local et général (congestion, sclérose). Les acini dilatés, rempli de produits stagnants, communicants avec l'urètre par des canaux excréteurs élargis, dont les parois sont le siège de modifications pathologiques multiples et de troubles circulatoires, présentent en même temps le milieu le plus favorable à la pénétration de l'agent septique ou toxique, à son développement et à son transport par les voies sanguines ou lymphatiques dans l'économie tout entière.

Cette *préparation nécessaire* des glandes génitales désormais bien connue, il devient facile de passer rapide-

ment en revue les autres causes de constitution, du foyer
infectieux prostato-génital : l'*âge* du malade et la longue
durée préalable des maladies prostatiques ; plus fréquent
chez les vieillards que chez les jeunes, il prend une tour-
nure beaucoup plus grave, tenant pour une part peut-être
à la virulence microbienne, mais surtout à l'état d'usure
de tous les tissus, comme à l'insuffisance fonctionnelle
relative des différents organes (foie et reins en particulier). Le foyer infectieux prostato-génital se montre à
l'occasion d'une *maladie générale* (grippe par exemple) et
d'une façon plus habituelle à la suite d'un *cathétérisme
septique* ou non, traumatisant ou non l'urètre prostatique,
d'une *intervention intempestive* (cautérisation) d'un *massage maladroit* de la prostate, de l'*incision incomplète*
ou de la *ponction* d'un abcès par la voie rectale, de la
pénétration de l'*urine* dans les glandes et de son mélange
avec les sécrétions stagnantes ; mais toujours au moment
où, par leurs conduits excréteurs dilatés, les acini vident
dans le canal urinaire le contenu de leurs cavités incapa-
bles de revenir aussitôt sur elles-mêmes. Insidieux d'ordinaire pour qui n'est pas prévenu, le foyer infectieux semble
parfois apparaître spontanément, résiste à tous les traitements qui ne visent pas son étiologie réelle et, quel que
soit l'âge des sujets atteints reste, encore aujourd'hui, trop
fréquemment méconnu.

.•.

Si dans la jeunesse les réactions générales d'un centre
local d'infection sont le plus souvent vives et franches et
par ces caractères mêmes, ne permettent d'hésiter à recon-

naître son influence à distance (phlegmon péri-prostatique,
le foyer infectieux prostato-génital demande parfois, il
convient de le répéter, à être recherché avec soin. A
l'appui de ce dire, j'ai cité des observations caractéristiques et je pourrais encore en rapporter d'inédites au besoin,
où des arthrites tenaces, des douleurs rhumatoïdes, un
état général mauvais (inappétence, pâleur, amaigrissement,
perte des forces), coïncidaient avec une infection bien
faible en apparence des glandes génitales, avec ou sans
écoulement urètral appréciable, quels que fussent d'ailleurs
les microbes contenus dans cet écoulement. *Formes
atténuées* du foyer infectieux prostato-génital, par une
série d'intermédiaires, elles conduisent aux *formes graves*
qui ne sont point l'apanage exclusif du vieillard. Je ne
puis insister davantage aujourd'hui ; mais il faut retenir
que les malades guérissent parfois avec une surprenante
rapidité dès qu'on leur applique le traitement rationnel de
l'affection dont ils souffrent.

C'est au deuxième stade anatomo-pathologique de
l'évolution progressive des lésions glandulaires de l'hypertrophie sénile de la prostate que surgit, en thèse générale, cette complication. La sortie des sécrétions glandulaires, assurée jusque-là par les moyens appropriés
s'effectuait sans encombre, la prostato-mégalie s'atténuait
peu à peu, quand sous l'influence nocive d'une des causes
énumérées plus-haut, et plus spécialement d'un effort
suivi de miction incomplète, la prostate augmente de
nouveau de consistance, de volume et de sensibilité,
l'écoulement diminue ou se supprime, les testicules se
tuméfient avec lenteur (orchite prostatique) en même

temps que se montrent la constipation, le dégoût des aliments, la fièvre d'ailleurs modérée, l'abattement et bientôt la torpeur. Et cependant aussi, les urines sont moins chargées de pus et, la somnolence trompeuse peut en imposer pour un calme réparateur.

Après quelques heures, quelques jours au plus, apparaissent déjà les accidents dits urémiques, prélude d'une issue fatale désormais proche et presque inévitable. Dans la haute gravité immédiate, dans la marche rapide et dissimulée des accidents résident les différences cliniques du foyer infectieux prostato-génital du vieillard comparé à celui de l'homme encore jeune dont l'économie plus résistante peut encore suffire à une lutte énergique. Dans les deux cas après des périodes de guérison plus apparentes que réelles, périodes courtes pour le premier, longues pour le second survient une rechute plus sérieuse que la primordiale atteinte, chaque poussée intense laissant après elle le le malade diminué et moins résistant pour la rechute nouvelle, toujours à redouter tant que persistent ses causes prédisposantes et occasionnelles. A la nécropsie, les lésions constatées atteignent presque tous les organes ; la prostate et les voies génitales sont remplies de sécrétions purulentes. Mais, il est de plus en plus évident que mon maître Reliquet avait raison lorsqu'il disait : « *les prostatiques* « *meurent habituellement de leur prostate seule* et les « lésions à distance incriminées en pareil cas ne sont que « des complications ultimes, mais non capitales d'un état « susceptible d'entraîner la mort par lui-même ».

* *

Ainsi et pour résumer ces quelques pages dans ce qu'elles ont de pratique, chez tout malade présentant des accidents infectieux d'origine obscure, il faut penser à l'existence du foyer infectieux prostato-génital ; chez tout urinaire, cette notion est capitale. Chez les jeunes affligés d'hydarthroses, d'arthrites, d'orchites à répétition, de poussées fébriles inexpliquées, etc.., l'examen méthodique et complet de leur appareil uro-génital s'impose d'une manière catégorique, même s'il n'y a jamais eu d'urétrite caractérisée. Chez le vieillard prostatique, surtout lorsqu'il est atteint de rétention d'urine et en cours de traitement, le moindre phénomème de ce genre ne saurait passer inaperçu, et n'être point aussitôt rattaché à sa véritable origine. Le diagnostic n'offre en effet aucune difficulté ; car qui prendrait l'excitation vésico-urètrale symptomatique (fausse cystite) pour une cystite vraie malgré l'association des trois symptômes autrefois considérée à tort comme pathognomonique d'une inflammation du réservoir urinaire (De Grandcourt, thèse de Paris, 1895) ? Qui méconnaîtrait aujourd'hui l'orchite prostatique (Lozé, Thèse de Paris, 1897)? Qui confondrait le foyer infectieux avec la néphrite du vieil urinaire ? L'erreur commise serait plus grave encore si elle avait pour conséquence d'engager le médecin à s'abstenir d'une thérapeutique active, car le pronostic est lié le plus souvent à l'exactitude et la précocité du diagnostic. Le traitement logique donne des résultats définitifs dans un grand nombre de cas; curatif souvent, palliatif partout et toujours, il n'est jamais trop tardif et jamais inutile. Ces différentes considérations développées dans mes communications et travaux antérieurs ne seront actuellement qu'indiquées pour mémoire et pour montrer l'intérêt indiscutable qui s'attache à la connaissance du foyer infectieux prostato-génital.

IV

Orchite prostatique.

Un traumatisme léger, un cathétérisme même prudent, des excès génitaux, sont la cause la plus fréquente de l'apparition de l'orchite chez les prostatiques ; mais, celle-ci survient parfois spontanément, et c'est alors qu'autrefois on rattachait sa production à un effort, cause lui-même de contusion testiculaire. Sans revenir sur la discussion de cette hypothèse pathogénique, il est facile de trouver dans les sécrétions infectées qui baignent l'orifice des canaux éjaculateurs, des raisons suffisantes de contamination.

Le mécanisme même de l'envahissement des voies génitales, ou mieux, pour ne préjuger de rien, de l'inflammation funiculo-orchi-épididymaire, reste encore contestable et contesté.

Plusieurs théories sont en présence : 1° La *métastase*, qui fait relever l'orchite d'une infection générale à point de départ urètro-prostatique et qui a pour elle la cessation de l'écoulement dès que se montre le gonflement du cordon ; 2° L'inflammation *réflexe*, provoquée par la mise en jeu de la sensibilité de l'urètre (mais alors que penser de l'orchite spontanée ?) ; 3° Le *gonflement* de la muqueuse des canaux déférents et la stagnation spermatique consécutive, puis l'infection des sécrétions stagnantes ; 4° La *propagation* pure et simple du processus inflammatoire de l'urètre au cordon, puis au testicule, justifiée parfois en apparence par le gonflement successif des parties envahies, mais ayant contre elle l'intégrité (?) des vésicules séminales ; 5° La *lymphangite* funiculaire, expliquant certains abcès qui se forment le long du cordon ou au voisinage du testicule, que nous avons étudiés sous le nom de périorchite ; enfin, la *congestion* et la *phlébite* des veines du cordon, qui d'ailleurs n'existent point isolément, mais accompagnent d'autres altérations plus facilement constatables.

Dans une autopsie faite au commencement de la résolution d'une orchite gauche (Reliquet), on a trouvé le canal déférent et les tubes épididymaires gorgés de pus ; les tissus qui entouraient le canal déférent paraissaient sains, mais l'épididyme adhérent à ses enveloppes baignait dans un véritable phlegmon.

De pareils faits ont été trop rarement observés d'une façon complète, pour qu'il soit permis de généraliser les lésions révélées. En se basant sur la symptomatologie et l'évolution de l'orchite des prostatiques, il paraît toutefois que les théories précédentes, dans leur exclusivisme, ne répondent point à la réalité des faits. Déjà Civiale, Mauriac, n'étaient-ils point absolus dans l'interprétation du mécanisme de l'inflammation testiculaire, et Pilven mettait-il justement en lumière l'insuffisance d'un mode

unique d'explication, attachant peut-être une importance
excessive à la lymphangite funiculaire. La métastase, ce
sont les symptômes d'infection générale qui coïncident
avec la rétention des sécrétions glandulaires infectées et,
par conséquent, la cessation de l'écoulement urètral ; le
gonflement inflammatoire provoque, il est vrai, la stagnation du sperme (spermatocèle), quand toutefois il y a au-
dessous du point où siège l'obstacle une irritation, disons
une infection, qui modifie les conditions qualitatives et
quantitatives des sécrétions normales ; la propagation
infectieuse a donc précédé le gonflement et la stagnation,
en faisant bien entendu toutes réserves sur l'état antérieur prédisposant des voies spermatiques où la stagnation
des produits sécrétés est la conséquence de conditions anormales chroniquement établies, comme dans la prostate et
dans les vésicules séminales. Alors, à un certain moment,
s'ajoutent la congestion veineuse, la lymphangite, la
phlébite du cordon qui sont autant des symptômes d'une
période avancée du mal, que des complications presque
inévitables dans les cas de grande intensité. Ainsi, est-il
vraisemblablement équitable de faire la part de chacune
des hypothèses pathogéniques de l'orchite des prostatiques, et l'étude clinique justifie peut-être un semblable
éclectisme.

Rien n'est plus variable que la symptomatologie de la
variété d'orchite urètrale que nous étudions ici ; car,
entre le simple gonflement du cordon avec sensibilité
obtuse au toucher si fréquent chez les vieillards astreints

à l'usage de la sonde et l'orchite suppurée avec état infectieux grave, on trouve tous les intermédiaires. Cependant,
dans les cas de moyenne intensité, le plus ordinairement,
mais non toujours, les choses se passent de la façon sui-
vante : Le malade éprouve une sensation de poids dans le
testicule et de plénitude dans une des régions inguinales.
Il y porte la main, réveille une légère douleur sur le trajet
du cordon, constate le gonflement que la déformation de
la région rend immédiatement manifeste à la vue. Le
médecin, appelé dès cet instant, vérifie ce que le malade
a déjà remarqué. L'écoulement urètral, s'il en existait un,
a disparu ; les urines purulentes sont moins chargées et
le toucher rectal dénote alors une augmentation de volume
et de consistance de la prostate, localisé à un lobe de la
glande ou intéressant tout l'organe. Aussitôt apparaît un
mouvement fébrile ; la langue est séche, l'appétit nul, la
constipation notable. Spontanément ou sous l'influence du
traitement, les choses peuvent en rester là, le gonflement
s'arrêter, puis décroître et disparaître alors que reparaît
l'écoulement, que les urines se troublent, que la prostate
reprend sa souplesse.

Le plus souvent, le gonflement du cordon continue à
descendre vers le testicule, abandonnant ou diminuant dans
les régions primitivement atteintes. En un jour ou deux,
rarement trois, l'épididyme est pris ; sa masse, augmentée de volume, se confond avec celle du testicule qu'elle
recouvre ; l'œdème des enveloppes masque le contours des
deux organes. Cependant, l'épanchement vaginal est ordinairement médiocre ; les douleurs sont peu vives, avec
de rares irradiations ; la peau du scrotum est peu rouge,

peu tendue. En somme, ce sont les signes de l'orchite blennorrhagique, mais atténués, sauf cependant quand il y a épanchement abondant dans la cavité vaginale. Une ponction suffit s'il est limpide ; une incision vaut mieux s'il est purulent, comme on le rencontre parfois dans ces circonstances. Les phénomènes généraux sont en rapport ici, non point avec la douleur, mais avec la gravité de l'infection : la fièvre, la sècheresse des muqueuses, la constipation avec météorisme, le délire même, compliquent dans quelques cas graves, cette orchite bénigne en apparence.

En trois, quatre jours, les accidents ont atteint leur summum d'intensité et l'orchite ou mieux l'orchi-épididymite évolue vers sa terminaison. C'est un abcès qui se forme sourdement au niveau de la tête de l'épididyme ou latéralement sur le trajet du cordon (périorchite), ou encore dans le testicule lui-même. Dans les deux premiers cas, il guérit vite et bien ; l'incision favorise la sortie du pus et l'état général se relève rapidement. Dans le troisième cas, il y a fongus et perte du testicule. C'est encore une résolution lente, un dégonflement progressif s'accompagnant, soit de la réapparition de l'écoulement urètral, soit de purulence des urines, soit encore et ordinairement de ces deux symptômes associés ; l'écoulement peut avoir une odeur extrêmement fétide. Des éjaculations extraordinairement abondantes, purulentes, striées ou non de sang, ont été plusieurs fois le prélude de la décongestion testiculaire. Peu à peu, tout rentre dans l'ordre, quand, bien entendu, on a pris chez ces malades les nombreuses précautions que nécessite leur état, s'ils sont déjà vieux ou profondément infectés. Chez les jeunes, tout se passe avec plus de simplicité. Les phénomènes généraux, plus aigus, tombent plus vite, la résolution est plus rapide et se fait en huit, douze jours. Il peut même ne rester aucune trace de l'orchite quelques semaines après sa disparition, sauf souvent une légère hydrocèle.

En résumé, apparente bénignité des symptômes ; terminaison par suppuration toujours à craindre ; état général souvent alarmant, parfois mortel chez les vieux ; guérison brusque ou à peu près par évacuations abondantes, lente par évacuations continues le plus ordinairement, telles sont les caractéristiques de l'inflammation orchiépididymaire des prostatiques ; j'ai exposé ailleurs, en détail, les règles du traitement.

*
* *

Dans nos précédentes études sur l'*Orchite des prostatiques*, il n'a pas été possible de traiter avec tous les développements qu'elle comporte la question des rechutes et des récidives ; et cependant, on sait que celles-ci sont fréquentes et que cette fréquence tient à deux ordres de raisons diverses :

Parce qu'il persiste, à la suite de la première atteinte, un foyer d'infection manifeste dans l'épididyme et, sans doute, dans les tissus voisins. Un noyau induré plus ou moins volumineux et sensible, une certaine quantité de liquide épanché dans la vaginale révèlent l'existence de cette localisation chronique. Dans ces conditions, la moindre fatigue, le plus léger excès, un traumatisme insignifiant, deviennent l'occasion d'une rechute dont l'apparition est d'autant plus facile que la prostate reste malade, qu'en un mot, les causes déterminantes de l'inflammation funiculo-orchi-épididymaire existent encore en totalité ou en partie. Un étudiant en médecine eut ainsi, pendant deux mois, sept ou huit rechutes portant sur le testicule du même côté, sous la seule influence de la station verticale un peu prolongée. A peine se levait-il, se croyant guéri, que le gonflement reparaissait et que la pesanteur croissante des bourses, de nouveau, le forçait à garder le repos.

Parce que, alors même que l'orchite est guérie ou paraît l'être, que l'exploration ne dénote la présence d'aucun foyer semblant appeler une seconde localisation inflammatoire aiguë sur l'organe déjà atteint, la stagnation de sécrétions infectées dans les culs-de-sac prostatiques et vésiculaires, suffit à elle seule (comme la chose a été souvent répétée), à laisser le malade sous le coup de menaces fréquentes. Un lavage intempestif de l'urètre profond, un cathétérisme qui traumatise légèrement la région prostatique, des écarts génitaux, vont déterminer la propagation descendante vers le testicule et provoquer la récidive. Le vieillard atteint de prostatite sénile au troisième stade de l'évolution progressive des lésions, c'est-à-dire dont l'organe est rempli de noyaux fibreux et où les éléments glandulaires ont été absolument étouffés (sclérose totale) par les productions péri-glandulaires, est obligé de se sonder pour uriner ; le cathétérisme est souvent délicat à effectuer ; cependant plus de fausse cystite et surtout plus d'orchites. Chez d'autres, au contraire, dont les lésions sont moins avancées (2ᵉ stade) qui passent la sonde beaucoup plus facilement, qui urinent et vident parfois partiellement leur vessie sans elle, les orchites sont un des grands ennuis de leur situation. Souvent même, on les observe chez des sujets qui vident leur vessie, qui n'ont jamais eu recours à la sonde et dont les dilatations glandulaires, encore de petit volume, n'apportent aucun obstacle sérieux à la miction volontaire. Le parallélisme constant, pour ainsi dire, qu'affectent les altérations prostatiques et vésiculaires explique pourquoi le résultat du toucher rectal de la prostate suffit à la rigueur à faire prévoir, sinon à affirmer l'existence dans l'autre appareil glandulaire de modifications pathologiques contemporaines et analogues, alors même que l'exploration des vésicules reste moins démonstrative.

Dans la pratique, cet exemple, que l'on rencontre souvent, d'un vieux prostatique qui avait de fréquentes poussées funiculo-orchi-épidymiques et dont les accidents s'éloignent de plus en plus, au fur et à mesure que sa prostate devient plus volumineuse et plus dure, que les sondes pénètrent avec moins de facilité, est encore plus instructif si possible. Nous en connaissons désormais le pourquoi.

Ainsi, la rechute est la conséquence d'une guérison manifestement incomplète de la première atteinte qu'elle prolonge ou qu'elle suit par l'intermédiaire d'un état chronique local À elle seule, elle démontrerait au besoin et avant tout examen, que la prostate et les vésicules ont toujours été le siége de stagnation de leurs produits infectés.

L'exploration méthodique des glandes génitales permet de prévoir le retour des accidents et fournit les indications thérapeutiques à remplir. La récidive peut se montrer chez un malade primitivement et parfaitement guéri ; ce n'est point le cas ordinaire.

Il convenait nécessairement de rappeler ces considérations générales pour bien montrer le plan méthodique que nous suivons dans l'étude des infections génitales et les liens qui unissent les rechutes et les récidives de l'orchite des prostatiques à la localisation originelle et aux modifications des glandes du carrefour génito-urinaire.

Rechute. — La rechute provient ordinairement de ce que le malade s'est cru trop tôt débarrassé et a renoncé à observer encore le traitement prescrit. Mais, dans le cours des orchites prostatiques chroniques (que nous étudierons un jour d'une façon aussi complète que le permettront nos connaissances), elle est presque spontanée. Surtout fréquente à la suite de la première atteinte, le sujet n'ayant pas encore l'expérience de sa maladie, elle se montre au moment de la terminaison de l'orchite et à l'occasion de la première sortie, d'une excitation génitale. Le gonflement reparaît ; il est moins marqué toutefois qu'au début et ne suit pas la marche progressive descendante, de l'anneau inguinal externe au testicule. D'emblée, il se localise au niveau de la zone d'induration persistante, particulièrement de l'épididyme, masqué parfois par l'épanchement vaginal et l'œdème des bourses. Le testicule redevient pesant avec irradiations douloureuses passagères le long des cordons jusqu'à la région lombaire. Ces avertissements suffisent en général au malade qui garde aussitôt le repos au lit. Cependant, la souffrance est plus obtuse dans son ensemble, les phénomènes généraux (fièvre, constipation, sécheresse de la bouche) moins accentués. Déjà, par ces caractères, la rechute se montre moins grave, moins aiguë que l'orchite primitive.

Sa durée est également moindre : trois à cinq jours, et sa terminaison marquée par des évacuations brusques, intermittentes ou lentes et continues. Mais si l'épididyme reste volumineux et les tissus circonvoisins empâtés, si les évacuations des produits génitaux stagnants infectés se font mal, une nouvelle poussée reste menaçante. Parfois, une rechute est à peine calmée qu'une autre se dessine, et ainsi de suite pendant des semaines, préparant le terrain pour la persistance de lésions chroniques, bien que, dans beaucoup de cas, l'orchite prostatique chronique soit d'emblée torpide, insidieuse, et que cette allure même cause de nombreuses erreurs de diagnostic. D'ailleurs, ces formes chroniques torpides traversent aussi par moments des phases d'acuité relative et bénéficient d'améliorations passagères, spontanées en apparence, plus ou moins prolongées.

La rechute unique ou répétée, n'est point l'origine habituelle de suppurations étendues quand l'orchite à laquelle elle succède n'a point provoqué de semblables complications. Facile à prévoir, toujours à craindre tant que ses causes déterminantes et occasionnelles n'ont point été

supprimées, elle cède au traitement sans grandes difficultés et, par bien des points, se différencie des récidives.

RÉCIDIVE. — La persistance ou la réapparition des raisons qui provoquèrent les manifestations funiculo-orchi-
épididymaires une première fois deviennent la cause des
récidives, surtout ordinaires chez le vieux prostatique
arrivé au deuxième stade, qui se sonde lui-même et qui
néglige parfois les sévères précautions d'asepsie nécessitées par l'état de ses voies urinaires. Comme au début,
c'est au moment où ses glandes dilatées et sclérosées
expulsent les produits infectés qui stagnent dans leurs
cavités, que l'orchite se montre le plus facilement ; souvent alors, la pénétration des urines par les canaux excréteurs dilatés jusque dans les culs-de-sac, à l'occasion
d'une miction plus ou moins complète et facile, est l'origine et le point de départ de l'inflammation. La récidive
est tout à fait analogue par ses causes, son mécanisme,
ses complications possibles et ses symptômes, à la poussée
précédente ; avec cette différence, toutefois, que d'une
façon générale les récidives deviennent de plus en plus
graves, envahissent les bourses des deux côtés à la fois
et s'accompagnent de phénomènes généraux de plus en
plus marqués. Cela tient à la progression des lésions vésiculaires et prostatiques, à l'établissement prolongé d'un
état infectieux latent dans les voies spermatiques, à la
déchéance fonctionnelle de tous les organes. L'époque de
leur apparition, le nombre des récidives sont très variables ; leur siège ne peut être précisé ; il devient diffus ; le

cordon, l'épididyme, le testicule et les enveloppes sont intéressés d'une façon commune et chaque fois plus évidente. En somme, les complications locales, petites ou grandes, sont comme le retentissement sur la santé générale, en rapport direct avec la multiplicité des poussées récidivantes, beaucoup plus qu'avec la fréquence des rechutes, peut-être parce que les unes et les autres évoluent chez des sujets d'âge et de conditions physiques de résistance très différentes.

a) La récidive se fait sur le testicule resté sain au moment du déclin de l'orchite du côté opposé. Quand un côté dégonfle, l'autre se prend à son tour, d'une manière à peu près identique comme intensité et comme durée ; le « phénomène de la bascule » peut se montrer plusieurs fois consécutivement, des rechutes atteignant chaque organe avant sa réparation complète. Toutefois, nous n'avons jamais observé un semblable balancement.

b) Il rentre davantage dans la règle de voir l'orchite se répéter longtemps au même endroit, surtout chez les malades qui ne se sondent point ; car, chez ceux qui n'urinent point seuls, le testicule indemne est intéressé à son tour. Dans l'intervalle des récidives, il ne persiste point de tuméfaction et d'induration épididymaires très apparentes ou très sensibles ; légère augmentation de volume, sensibilité presque normale ou tout à fait normale, un peu d'hydrocèle vaginale tout au plus. La périorchite se résout complètement et les cicatrices de sa suppuration ne restent ni adhérentes, ni fistuleuses. Les voies génitales ne sont point oblitérées ; chaque fois que nous avons pu rechercher les spermatozoïdes, en dehors des périodes d'inflammation aiguë, nous les avons rencontrés; en revanche, ils étaient souvent rares ou immobiles, mélangés à du pus et à du sang.

c) L'envahissement simultané des voies spermatiques et des deux testicules (pour être exact, il faudrait dire : de la totalité des bourses), se fait comme l'attaque unique par une progression descendante, avec des douleurs sourdes, un gonflement médiocre, des suppurations faciles. Sa durée est sensiblement la même ; sa terminaison tout à fait semblable. Cependant, il est l'apanage du vieux prostatique et dénote la formation du foyer infectieux prostato-génital. Sans reprendre cette partie du sujet déjà traitée, il faut rappeler la sévérité du pronostic en pareilles circonstances, malgré le calme trompeur du malade, et retenir qu'il n'est plus un instant à perdre pour utiliser les ressources thérapeutiques dont nous disposons. De la précocité du diagnostic, partant de la rapidité d'intervention du praticien, dépend souvent le succès de ses efforts.

De tout ce qui précède, il découle que la rechute n'est pas une récidive à brève échéance ; bien qu'elle soit une présomption défavorable pour l'avenir, elle n'a point l'importance de la récidive. Par des faits, il serait facile de démontrer que ces idées sont avant tout le résultat de l'observation ; il se trouve que la théorie n'est point en désaccord avec elle, et cette constatation sert de contrôle à la physiologie pathologique et à la pathogénie de l'orchite telles que nous les concevons.

***

Le traitement des rechutes, comme d'ailleurs celui des

récidives, n'est autre que celui de l'inflammation funiculo-orchi-épididymaire du début. Pour en résumer les grandes lignes, il sera :

A tout moment, *prophylactique* ; avant l'orchite, pour supprimer ses causes : stagnation des sécrétions dans les cavités des glandes du carrefour génito-urinaire, infection de ces sécrétions stagnantes et propagation consécutive ; pendant l'orchite, pour aider à sa résolution ; après elle, pour en empêcher le retour. Lorsque ce but ne peut être complètement atteint, il reste toujours à s'opposer à l'infection des produits stagnants des glandes (prostate et vésicules) par des soins appropriés d'antisepsie locale.

Abortif, il réussira parfois contre les rechutes ; en outre, il fait lui-même partie du traitement *curatif*. Le repos au lit (indispensable à mon sens), l'élévation des bourses, sans compression réelle, les bains tièdes, les grands lavements, selon la méthode de Reliquet, les suppositoires calmants, le régime lacté plus ou moins absolu, sont toujours à employer.

Quant au traitement des complications, il ne peut faire non plus l'objet d'une description à part. La rechute ou la récidive, simple ou compliquée, grave ou bénigne, est toujours une orchite prostatique avec la valeur spéciale que nous attachons à ce terme désormais catégoriquement défini.

V

Cancer glandulaire.

On donne le nom de cancer *glandulaire* de la prostate
à la néoplasie qui, paraissant procéder de l'épithélium des
glandes prostatiques, se développe dans leur cavité et dont
la symptomatologie essentielle se rattache aux troubles
secrétoires et excrétoires de l'appareil glandulaire intéressé. Le cancer glandulaire évolue non seulement dans
les limites de la loge prostatique, mais encore entraîne la
mort du malade par généralisation, parfois avant d'avoir
franchi les barrières naturelles qui lui sont opposées par
la paroi des glandes, c'est-à-dire, sans avoir cessé, en
apparence tout au moins, d'être nettement encapsulé.
L'ulcération du néoplasme du côté de la muqueuse rectale
n'est point toujours une propagation ; comme la physiologie pathologique des glandes urètrales pouvait le faire
prévoir et permet de le comprendre, elle est suivie d'une
diminution d'intensité des troubles fonctionnels urinaires
et ne semble point hâter la diffusion du mal, ni accroître
les phénomènes d'intoxication. La définition précédente
offre l'avantage de rendre inutiles de longs développements et d'expliquer à elle seule, en débutant, comment
cette variété de cancer prostatique a pu mériter le qualificatif de glandulaire par sa nature, par son origine, par
son siège et par les symptômes capitaux dont elle s'accompagne. L'étude sommaire que je me propose d'en faire

ici ne saurait nécessairement envisager tous les cas, ni prétendre fixer d'une façon définitive l'histoire des néoplasmes malins de la prostate ou même de leur forme peut-être la plus commune chez l'adulte et le vieillard. D'ailleurs, depuis mes premières publications sur ce sujet la question m'est apparue plus vaste quoique non plus complexe ; de nouvelles observations sont et resteront longtemps nécessaires pour compléter le tableau clinique esquissé dans ses grandes lignes.

Le cancer prostatique se présente sous deux aspects principaux : 1° *diffus*, et alors il est assez bien connu ; 2° *circonscrit*, moins étudié par la majorité des auteurs et qui, d'après mon expérience personnelle, serait ordinairement sinon toujours glandulaire, avec la valeur attachée à ce terme, désormais bien spécifiée.

Le cancer diffus débute-t-il dans les glandes et se développe-t-il par prolifération et transformation de l'épithélium prostatique ? Il est encore prématuré de répondre par la négative ou par l'affirmative. Mais il envahit si rapidement les vésicules séminales et les tissus du voisinage, que cette marche seule suffirait à le caractériser, sans parler du jeune âge des sujets qu'il atteint d'habitude. Le cancer circonscrit aurait lui aussi, dit-on, cette même tendance à l'envahissement ganglionnaire précoce provoquant la compression des troncs vasculaires et nerveux avec toutes leurs conséquences. Au contraire, et ce serait la règle d'après les faits qu'il m'a été donné d'observer, le cancer glandulaire resterait longtemps, parfois toujours, cantonné dans un ou plusieurs culs-de-sac ; il ne s'accompagnerait point de douleurs et d'œdèmes par compression, au

moins avant une période très avancée des lésions ; il simu-
lerait la prostatomégalie symptomatique d'une prostatite
chronique, de l'hypertrophie sénile, d'un kyste de l'organe
et les signes qui permettent alors de porter un diagnostic
précis sont souvent si peu accusés que plusieurs examens
attentifs restent indispensables. D'ailleurs, le cancer glandulaire paraît se montrer ordinairement comme complication d'une prostatite sénile évoluant depuis des années ;
ce point particulier établi par mon maître Reliquet et
par moi en 1895, a récemment été retrouvé par d'autres.

* *

La forme glandulaire est, comme il a été dit, l'apanage
presque exclusif peut-être, de l'adulte et du vieillard. Elle
est primitive dans la prostate et dans le cul-de-sac glandulaire, bien que, quelquefois, la généralisation soit assez
rapide pour que l'on puisse hésiter un instant entre la
localisation secondaire et son point de départ, alors surtout qu'il n'y a pas d'adénites apparentes et que le diagnostic reste encore incertain. Les inflammations antérieures de l'organe, la persistance d'une prostatite
chronique banale n'ont pas une influence prédisposante
actuellement démontrée, en faisant exception pour la
prostatite sénile, précédée elle-même, on le sait, par la
stagnation habituelle des sécrétions dans les glandes
dilatées. La prostatite sénile (vulgairement hypertrophie
sénile) est d'origine et de nature glandulaires. L'épithélium prostatique d'abord, la paroi des glandes ensuite,

subissent de profondes modifications, qui aboutissent, lorsqu'elles continuent à marcher, comme nous l'apprennent
la clinique et l'anatomie pathologique, soit à la sclérose
périglandulaire totale, véritable cicatrisation, guérison
spontanée des lésions de l'organe ; soit à la pullulation et
aux transformations épithétiales qui constituent le cancer.
On admit autrefois, cependant, qu'il s'agissait presque
toujours de carcinome chez les sujets avancés en âge ;
mais il convient à de plus compétents que moi sur cette
particularité de répondre à la question.

Le début est toujours insidieux ; il revêt deux modalités
suivant que le néoplasme se développe sur un terrain
jusque-là indemne ou paraissant tel, ou qu'il se montre
comme complication de la prostatite sénile au milieu
d'accidents qu'il est logique de rapporter à cette dernière
affection déjà reconnue et traitée parfois depuis longtemps. Dans le *premier cas*, le malade accuse tous les
petits symptômes révélateurs de la stagnation d'urine et
qui sont sous la dépendance d'une prostatomégalie médiocre : troubles urinaires vagues : parfois, surtout le matin,
mictions fréquentes et difficiles à d'autres moments ; sensations anormales le long du canal. D'ailleurs, cela ne
suffit point, en général, à attirer son attention ; il faut
que la stagnation d'urine soit établie d'une manière continue avec le cortège de ses signes classiques ou la rétention menaçante pour qu'il se décide à consulter. C'est même
pour pratiquer le cathétérisme d'urgence que le spécialiste
est demandé ; car, on assiste alors à une de ces poussées
congestives si fréquentes dans le cours des maladies de la
prostate et dont il sera souvent question. Le toucher rectal

pratiqué à plusieurs reprises, permet de reconnaître de plus en plus nettement au fur et à mesure que s'atténuent les phénomènes congestifs : soit des noyaux durs disséminés dans un lobe ou dans les deux lobes prostatiques, de volume sensiblement égal, peu douloureux au contact ; soit une sorte de petit kyste, unique, régulier, tendu et qui ne s'affaisse point sous la pression du doigt. Dans le *second cas*, le malade atteint de prostatite sénile et toujours à la suite habituelle d'une crise de rétention, entre en convalescence ; il commence à uriner seul ; la prostate a presque repris ses dimensions et sa consistance premières ; le doigt n'amène plus au méat que des sécrétions à peu près normales, lorsque dans un des lobes — surtout le gauche et presque sur le bord postérieur, près de la vésicule séminale — il semble que quelques culs-de-sac ne soient pas encore évacués. Survient une rechute ; et ce noyau, augmenté de volume, prend insensiblement les caractères d'un kyste ; c'est en fait, un véritable kyste par oblitération temporaire ou définitive du conduit excréteur dont les dispositions anatomiques facilitent l'engorgement. A l'origine, sinon toujours, dans quelques cas, il est régulier, tendu, rénitent et parfois dur comme un calcul ; il fait saillie sous la muqueuse rectale qui glisse très facilement à sa surface ; il reste tel d'un jour à l'autre, augmentant de volume avec brusquerie à la suite d'une poussée congestive. Les culs-de-sac dilatés qui l'entourent ont un aspect si différent, même au début, et *a fortiori*, plus tard, qu'il n'est pas besoin d'insister sur ce caractère distinctif : la compression digitale, qui évacue facilement les derniers, est sans effet sur le premier et ne modifie en rien sa tension. Il ne m'a pas été donné d'observer d'une façon certaine la transformation de la prostatite sénile en cancer à noyaux primitivement multiples dans la prostate ; aussi ce point, avec nombre d'autres encore, sera-t-il réservé.

Mais que le cancer glandulaire se montre chez un vieux prostatique ou chez un homme sain, il se présente tout d'abord sous deux aspects : kyste unique ou grains nombreux répandus dans la prostate et facilement appréciables par le toucher. Cette localisation manifeste contribue, elle aussi, à prouver qu'il a pris naissance dans les glandes elles-mêmes, dont les culs-de-sac sont beaucoup plus rapprochés et beaucoup moins isolés du rectum que de l'urètre (voir Anatomie de la prostate, in : *Glandes de l'Urètre*).

** **

A une période plus avancée, on pratique l'exploration ; les renseignements qu'elle fournit diffèrent suivant les cas, permettant de distinguer un cancer *mou* et un cancer *dur* à noyau unique (kyste) ou multiple. Il ne s'agit point bien entendu de formes distinctes par leur nature ou par leur siège comme on peut le présumer et comme on le verra par la suite, puisque le kyste longtemps dur peut se vider, en totalité ou en partie, dans l'urètre ou même dans le rectum et que les noyaux multiples et fermes se transforment au besoin en grosses dilatations glandulaires molles et dépressibles. Mais ce rapprochement fait, les symptômes n'étant pas identiques, il est utile de consacrer spécialement une courte description à l'une et à l'autre variétés.

Le cancer glandulaire mou simule, au point de vue des troubles fonctionnels, l'hypertrophie sénile arrivée au deuxième stade de l'évolution progressive de ses lésions. Au toucher, la prostate est augmentée de volume, particulièrement dans une de ses moitiés latérales ; elle est molle, se laisse facilement déprimer, en même temps que se présente au méat une quantité très appréciable de sécrétions, souvent plus d'un centimètre cube. Celles-ci, muqueuses ou muco-purulentes, ont l'aspect d'une épaisse solution de gomme. Leur coloration est sucre d'orge et leur masse striée de lignes blanchâtres (pus), brunes-chocolat ou franchement rouges (sang) ; leur odeur est fade. Le microscope y décèle sans aucun artifice de préparation : les granulations et les sympexions prostatiques des globules rouges et blancs, peu de formes cellulaires. Les spermatozoïdes, quand elles en contiennent, viennent sans doute de la vésicule séminale. Il serait indiqué de reprendre méthodiquement l'examen de ces sécrétions ; car, on en tirerait peut-être des renseignements à ajouter aux autres précités et qui offriraient, dans ces circonstances spéciales, un intérêt diagnostique certain. Si l'on insiste un peu sur la compression, on provoque facilement une hématurie. La chemise porte des taches déterminées par la présence d'un écoulement spontané, continu ou devenant manifeste au moment du passage des matières et dans les efforts terminaux de la miction. Ces taches empèsent le linge ; leurs bords sont sinueux, avec liseré brunâtre, plus coloré que l'ensemble. Au centre, il y a souvent une croûte formée surtout de sang desséché. Les lésions que le doigt décèle sont bien limitées à la prostate ; ordinairement, pas d'adénite inguinale caractéristique, pas d'œdèmes des membres inférieurs, pas de douleurs par compression des troncs nerveux, alors même que l'apparence déjà cachectique du malade vient aider à l'établissement du diagnostic. En résumé, on reconnaît seulement : que la prostate renferme de grosses dilatations glandulaires dont le contenu s'échappe spontanément et surtout aidé par la compression ; que ces sécrétions ont un aspect assez particulier, une abondance anormale et qu'elles contiennent beaucoup de sang ; que l'état général est plus atteint, en dehors de tout accident infectieux apparent, qu'il ne paraît convenir à une lésion locale simple ; que les symptômes fonctionnels sont ceux qu'entraîne la prostatomégalie et pas davantage. En outre, il n'est pas possible, d'une manière générale, de se baser sur la fréquence des hématuries, leur abondance, leur aspect, les débris organisés qu'elles peuvent contenir pour être plus affirmatif ; car les signes que l'on a voulu en tirer, sans être à négliger de parti pris, n'ont rien de constant, comme d'ailleurs les adénites précoces et les complications qui en résultent.

Le cancer glandulaire dur, à noyaux multiples, dont le mode de début et les sensations fournies par le toucher ont été sommairement indiqués, s'éloigne de la forme précédente par le volume moindre des dilatations glandulaires, par leur dureté et par l'évacuation incomplète de leurs cavités. Cependant ici encore, il y a un écoulement urétral, moins abondant il est vrai, mais offrant à cela près les mêmes caractères. L'excitation vésico-urètrale habituelle qui se traduit par des envies fréquentes, difficiles, douloureuses, sanguinolentes à la fin, est presque continuelle. Le cathétérisme est délicat à effectuer (spasme de l'urètre) et douloureux. L'excitation vésico-urètrale s'exacerbe par moments et ses crises terriblement pénibles, avec besoins incessants, turgescence énorme de la verge, irradiations de l'anus au gland, etc., spontanées, se terminent par la sortie de quelques mucosités prostatiques. Lorsque l'on place la sonde à demeure et que l'on prend les précautions nécessaires en pareil cas, leur durée est moindre ; alors continuellement autour de la sonde, s'écoulent les sécrétions modifiées de la prostate. Les crises douloureuses sont donc en rapport, ici comme dans tous les états glandulaires, avec la dilatation rapide des glandes par des produits de sécrétions qui, ne pouvant être chassés au dehors, forcent les résistances de leurs parois. Une pareille situation retentit rapidement sur le moral du malade et déprime ses forces. Les moyens calmants usuels, comme dans les cas de calculs multiples de la prostate, n'ont que de médiocres effets et le toucher révèle, toujours après une période aiguë de congestion avec hypersécrétion et dilatation glandulaires, l'augmentation de volume de la prostate et le développement des noyaux qu'elle contient. L'amaigrissement, la pâleur, l'asthénie musculaire se montrent ici de bonne heure et sont surtout la conséquence de l'insomnie et des souffrances qui se prolongent jusqu'au moment où les complications, sinon la généralisation, provoquent les accidents ultimes. Pour un temps et par moments, les lésions semblent ne plus progresser ;

7

puis, à un nouvel examen, après une période de crise, on constate une aggravation évidente.

S'agit-il d'un noyau unique, de ce kyste déjà décrit et proéminent dans le rectum, les troubles urinaires sont très peu accusés. Dans l'intervalle des crises où, à l'excitation vésico-urètrale s'ajoute encore et toujours un état congestif dont elle dépend et qui la complique, le cathétérisme est facile, les mictions se font assez bien, il n'y a pas ou presque pas de stagnation d'urine ; celle-ci est claire, non infectée et nullement sanguinolente. D'ailleurs, pas d'écoulement urètral et spontané ou provoqué. Lorsque la miction est très modifiée d'une façon continuelle, c'est que le cancer est survenu au milieu des lésions de la prostate dues à l'hypertrophie sénile. Donc, dans ces conditions (dilatation glandulaire fermée), le conduit excréteur de la glande est oblitéré ; quelquefois cependant, un jour, le kyste est moins tendu et la compression digitale le vide partiellement dans l'urètre. On reconnaît alors que son contenu est absolument analogue à celui des dilatations de même nature, complètement ou incomplètement en communication ordinaire avec le canal. A ce moment aussi peuvent apparaître l'écoulement spontané et le dépôt des urines. A la suite d'une poussée dont on connaît les symptômes physiques (congestion) et fonctionnels (excitation vésico-urètrale, (cystite des auteurs, fausse cystite en réalité le plus souvent), le kyste parfois s'ouvre dans le rectum et le malade se trouve aussitôt soulagé. Par la fistule urètro-prostato-rectale ainsi formée passe de l'urine pendant la miction ou le seul contenu kystique avec tous ses caractères macroscopiques et microscopiques. Mais avant qu'il en arrive à ce point, le kyste, par son volume même et son siège, peut avoir donné lieu à une constipation opiniâtre, accompagnée de prolapsus de la muqueuse rectale au moment des efforts de défécation et de miction, d'hémorroïdes fluentes ou non ; tout cela n'a rien de bien spécial.

En revanche et dans tous les cas, ce qui est désormais établi depuis mes premières publications sur le sujet et qui ressortira encore de cette courte revue clinique, c'est que le cancer circonscrit de la prostate dans ses variétés dures ou molles, identiques en fait, reste toujours une lésion glandulaire ; car, sans en fournir encore d'autres preuves ses signes physiques et fonctionnels se rattachent évidemment aux troubles d'excrétion et de sécrétion des culs-de-sac envahis par le néoplasme.

Les complications signalées chemin faisant et dont l'importance diagnostique est malheureusement peu grande, soit en raison de leur inconstance ou de la date tardive de leur apparition, sont :

L'hématurie qui suit la miction au moment des crises d'excitation vésico-urètrale, que provoquent facilement le cathétérisme et le toucher, et dont la nature paraît surtout congestive ; elle prend une plus grande valeur quand, brusque et abondante, elle succède chaque fois à l'exploration de la prostate. Elle se montre particulièrement alors dans la variété molle du néoplasme glandulaire.

Les adénites manifestes (inguinales, abdominales), ou révélant leur présence par les phénomènes de compression qu'elles entraînent (œdèmes, douleurs), ne surviennent en général qu'à une période avancée. Il ne faut surtout

pas compter sur l'existence des glanglions inguinaux envahis ; car leur participation paraît tenir, comme les modifications notables et ordinaires de l'urine, aux lésions de
la muqueuse urètrale par propagation du néoplasme
prostatique.

Il resterait à expliquer les phlébites et à parler de la
généralisation. En dehors d'une conception théorique
quelconque, il semble que la généralisation du cancer
glandulaire de la prostate soit précoce par rapport au
moment où le diagnostic a été nettement posé ; elle succède à une période de cachexie d'autant plus accusée que
le malade a plus souffert ; l'intoxication cancéreuse ne
doit donc pas seule être incriminée. Elle se fait dans tous
les organes, surtout dans le poumon ; et la terminaison
fatale survient en peu de jours au milieu de phénomènes
asphyxiques diversement interprétés. La forme molle du
cancer glandulaire se généralise plus vite que la forme
dure et expose davantage le malade à la formation du
foyer infectieux prostato-génital. Quoi qu'il en soit, la
mort, même lorsqu'elle est brusque, a été longuement pré-
parée par l'épuisement progressif et les complications de
toute nature, infectieuses et autres, sur place et à
distance.

Avec ce qui vient d'être dit et en faisant les réserves
que justifie le petit nombre des observations publiées où
tous les détails indispensables n'ont point été omis, le
diagnostic du cancer glandulaire de la prostate paraît
désormais facile à établir. Cependant, cette simplicité
apparente fait souvent défaut ; presque toujours, au début,
ou lorsque le cancer est marqué par une lésion qu'il com-

plique (hypertrophie sénile), il est permis de rester hési-
tant.

.˙.

Sans envisager aujourd'hui les nombreuses causes
d'erreur à éviter, sans parler du traitement ni entrer plus
avant dans les faits, je répéterai mes conclusions de 1895 :
La forme la plus fréquente du cancer prostatique de
l'adulte et du vieillard, qui s'établit souvent à la faveur
de l'hypertrophie sénile, mérite le nom de forme glandulaire, pour de multiples raisons que les pages précédentes
indiquent dans leurs traits principaux.

DIAGNOSTIC [1]

Hypertrophie sénile et prostatomégalie

Si, malgré le nombre et l'importance des travaux publiés, les auteurs ne sont point d'accord sur les moyens thérapeutiques les meilleurs à opposer aux accidents de l'hypertrophie sénile de la prostate ; si, malgré les insuccès des méthodes héroïques telles que la castration, la vasectomie, etc., et les inconvénients de la cystostomie suspubienne, il se trouve encore de nombreux partisans de ces interventions, cela tient à ce que l'on oublie que la prostate sénile, à ses deux premiers stades anatomo-pathologiques, est une affection parfois curable sans avoir recours à de semblables procédés : enfin et surtout à ce que l'on confond ou considère comme synonymes la lésion de l'organe et un des symptômes qui la révèlent, c'est-à-dire l'hypertrophie prostatique et la prostatomégalie.

La prostate hypertrophiée (pour conserver à ce mot son sens usuel) est toujours une prostate volumineuse ; en

---

(1) *Bibliographie.* — Hypertrophie sénile de la Prostate et prostatomégalie ; *Académie de Médecine*, 15 mars 1898. *Gazette des Hôpitaux*, 17 mars 1898. Fausses cystites ; *Académie de Médecine*, 17 décembre 1895.

revanche, beaucoup de grosses prostates ; beaucoup de prostatomégalies ne relèvent point de la dilatation des glandes avec sclérose périglandulaire systématisée.

Ainsi, la prostatomégalie se rencontre en particulier dans l'*œdème* et la *congestion* prostatiques, conséquences ordinaires d'un état inflammatoire subissant une poussée aiguë. L'organe, au toucher rectal, paraît globuleux, faisant dans le rectum une saillie énorme, régulière, lisse, douloureuse, à température élevée ; sa consistance est ferme, élastique ou dure. Chez les jeunes sujets, à un degré moindre d'intensité, les contours de la prostate sont diffus, le sillon médian vertical effacé, le volume total, comme la consistance, accrus. Chez le vieillard, ces signes locaux prennent une importance considérable (surtout en raison de la stase sanguine dans le petit bassin) par rapport aux lésions inflammatoires causales. L'œdème et la congestion disparus, — ce que l'on obtient facilement en quelques jours — la prostate revient presque à son volume normal. Faudrait-il voir dans cette prostatomégalie passagère une hypertrophie que le traitement guérirait en peu de jours, avec les complications urinaires qui en dépendent ?

L'*hypersécrétion* avec *stagnation* glandulaires s'accompagnent de prostatomégalie d'autant plus manifeste que le malade est moins jeune, que sa prostate est depuis plus longtemps dilatée. Les lobes glandulaires bosselés, sont relativement mous, la compression en chasse au méat un liquide abondant. Dans certains culs-de-sac, il y a rétention des liquides et, par suite, rapidement, pullulation microbienne, d'où prostatite atténuée partielle, la stagna-

tion préparant le terrain à l'infection. En quelques jours
encore, on obtient, par la compression digitale ou l'expulsion physiologique des sécrétions, par les lavements,
les suppositoires, etc..., une amélioration considérable,
tant dans l'état local que dans les troubles de la miction.
Encore ici, point n'est besoin d'interventions sérieuses
— si même celles-ci donnent, ce qui reste à démontrer,
un résultat plus durable que les petits procédés défendus
par nous.

La prostatomégalie des *prostatites chroniques* nous
conduit, par une insensible transition à l'hypertrophie
sénile (prostatite sénile de Reliquet et Guèpin). Les culs-
de-sac où stagnent les sécrétions modifiées et d'abondance
anormale forment des saillies sous la muqueuse rectale ;
les uns sont mous et dépressibles ; d'autres fermes et
douloureux à la pression. L'organe est augmenté de volume, sans régularité ; et cet état devient, toujours pour
les mêmes raisons (perte de contractilité des muscles expulseurs intrisèques des sécrétions prostatiques, sclérose
périglandulaire commençante) beaucoup plus marqué avec
l'âge ; l'appareil urinaire en subit un contre-coup d'autant
plus intense dans son fonctionnement normal. En général
on croit à de l'hypertrophie sénile définitivement constituée alors que l'on est tout au plus à la phase originelle,
ces prostatites chroniques n'aboutissant point toujours à
la sclérose périglandulaire absolue. Les opérations auxquelles il a été fait allusion ne répondent pas aux indications thérapeutiques et sans elles, sans faire courir au
malade les risques qu'elles entraînent, on arrive en
thèse générale, à un résultat satisfaisant, quelquefois à

faire régresser absolument la prostatomégalie, et même à obtenir l'atrophie prostatique.

La prostatomégalie de l'*hypertrophie sénile*, tient au début à la stagnation et à la dilatation glandulaires compliquées par des poussées d'œdème, de congestion et bientôt accompagnées de sclérose périglandulaire envahissante. Contre chacune de ces poussées, les procédés que j'ai eu l'honneur d'étudier précédemment devant l'Académie, sont à la fois efficaces et suffisants. Contre la transformation scléreuse de la prostate quelques-uns d'entre-eux (cathétérisme, antiseptie vésicale) ont une action palliative évidente. Sauf dans des circonstances exceptionnelles, rien ne nous engage encore à tenter davantage.

Pour mémoire seulement, signalons ici la prostatomégalie symptomatique des *néoplasmes*.

En résumé si, après la castration, la vasectomie, la cystostomie sus-pubienne, on a obtenu des guérisons, celles-ci pouvaient vraisemblablement, à mon sens, survenir à moins de frais ; car il s'agissait alors de prostatomégalie, début peut-être d'hypertrophie sénile, mais non pas d'hypertrophie constituée.

Cette distinction, dont je m'efforce de faire ressortir l'importance essentielle, a pour but de rendre le chirurgien circonspect ; des ressources thérapeutiques vieillies en apparence, perfectionnées il est vrai peu à peu, restent encore aujourd'hui, dans la majorité des cas, moins dangereuses et tout aussi certaines que les moyens héroïques proposés pour les remplacer.

*
* *

Donc l'augmentation de volume d'une prostate malade, la prostatomégalie, que l'on identifie parfois avec l'hypertrophie sénile, — la confusion dans les idées se traduisant par une terminologie indécise, — peut se rencontrer et se rencontre à tout âge. Quelles que soient ses causes, elle s'accompagne toujours, lorsqu'elle atteint un notable degré, de troubles fonctionnels vésicaux identiques, à marche aiguë ou chronique, suivant la nature des cas, qui, joints à l'ensemble symptomatique attribué à chaque affection de la prostate, mettent sur la voie d'un diagnostic déjà éclairé.

Aux données fournies par le cathétérisme explorateur, données dont il faut souvent se passer, le toucher rectal vient ajouter nombre de renseignements utiles et que seul il pouvait apporter. La technique de l'exploration prostatique par le rectum a été exposée à plusieurs reprises. Le toucher, pratiqué méthodiquement, chez tout malade souffrant des voies urinaires, est d'une absolue nécessité ; il ne demande point, au moins s'il s'agit simplement de constater la prostatomégalie et d'apprécier ses principaux caractères, une expérience bien spéciale qui ne soit à la portée de tout praticien. Car, il est à peine utile de le dire encore une fois, on reconnaît ainsi, en un instant, le volume de la prostate, sa forme, sa consistance, sa sensibilité, sa température même ; enfin, l'état des organes voisins (vésicules séminales en particulier) et des tissus de la région. Se souvenant des variations physiologiques constatées dans les dimensions de la glande, des différences qu'elle présente normalement suivant l'âge du sujet examiné, on pratique au besoin, avant de se prononcer définitivement, plusieurs explorations à quelques jours d'intervalle.

On éliminera alors successivement par la simple constatation de leurs symptômes physiques, toutes les causes de prostatomégalie énumérées plus haut, en se souvenant à propos de l'hypersécrétion et de la stagnation glandulaires qu'elles préparent le terrain pour l'évolution des prostatites, surtout aiguës dans la jeunesse, plus souvent chroniques d'emblée à un âge avancé, quand elles ne succèdent point à un état morbide déjà ancien ; qu'elles constituent les conditions favorables et nécessaires à l'apparition des prostatites de toute sorte, l'inflammation consécutive à l'infection entretenant à son tour, l'hypersécrétion et la stagnation franchement pathologiques.

Mais la prostatomégalie est, à des degrés variables, bien que toujours notable, un signe constant à toutes les périodes de la *prostatite sénile*. A la deuxième phase, quand il n'y a encore que la prostatite causale avec stagnation glandulaire et sclérose commençante : à la fin, quand le tissu glandulaire est noyé dans les productions fibreuses intra-lobulaires et périglandulaires ; à toute époque, quand il survient une poussée congestive sous la dépendance d'une infection locale ou même peut-être de simples troubles circulatoires du petit bassin.

Il serait alors toujours facile de remonter l'origine de l'augmentation de volume de la prostate, au moins après examen complet et exploration répétée de la glande, en utilisant de plus tous les renseignements fournis par l'âge, les maladies antérieures, le genre de vie habituel du malade, si les *néoplasmes* ne venaient point se greffer sur les dilatations glandulaires chroniques qui semblent appeler, pour ainsi dire, leur localisation. C'est à travers la prostatite sénile qu'il faudra déceler le cancer au début et cela non sans d'attentives recherches. Au contraire, lorsque les ganglions inguinaux sont envahis, lorsque se montrent les œdèmes, les douleurs à distance, que la prostate remplie de gros noyaux durs est immobilisée dans sa position, que la cachexie indépendante de l'infection des voies urinaires est à peine discutable, on n'hésite guère à porter un pronostic ferme; mais déjà l'issue fatale est proche.

La prostatomégalie chez l'enfant, dont nous n'avons point parlé encore et avec intention, est presque toujours, sinon toujours, révélatrice d'un néoplasme malin ; sa constatation justifie donc à peu près à elle seule le diagnostic de cancer.

*　*　*

Ainsi, avec ces données sommaires, le médecin qui trouvera chez un de ses malades une prostate volumineuse réservera avec raison son pronostic immédiat s'il s'agit d'un enfant. Est-ce un adolescent ? il pensera à la tuberculose ; un jeune homme ? à la stagnation glandulaire si son urètre n'a jamais été infecté, aux prostatites dans le cas contraire ; un vieillard ? à la prostatite sénile ou au néoplasme.

. Et, songeant alors aux caractères parfois si précis de chaque forme d'altération prostatique, il pourra presque, par la seule analyse des éléments de la prostatomégalie qu'il examine, les distinguer promptement. Mais, on ne saurait l'engager à ne pas ajouter toujours et quelle que soit la simplicité apparente du cas, à ces indications déjà nombreuses, le résultat de tous les autres moyens de recherches que la clinique et le laboratoire mettent à sa disposition.

II

Sonorité hypogastrique et rétention d'urine.

Il arrive encore que la rétention complète de l'urine dans la vessie échappe parfois au premier examen du malade ; la stagnation à des degrés divers passe beaucoup plus facilement inaperçue.

Le nombre des erreurs commises, bien que petit, surtout dans les premiers cas, me paraît tenir moins à l'insuffisance de l'interrogatoire et à la précipitation apportée dans la recherche des signes physiques de la rétention qu'à la simplicité, en apparence excessive du diagnostic positif. Le praticien a lu, un peu partout, que la confusion est impossible. Partant de cette idée, juste au fond, mais dont l'expression trop catégorique offre des inconvénients, il oublie, dans quelques circonstances, d'appuyer son opinion sur des preuves indiscutables, et il méconnaît alors la rétention, parce qu'un (ou *a fortiori* plusieurs) des symptômes, réputé constant fait ou paraît faire défaut.

Pour ne prendre qu'un exemple, le texte suivant, dont l'exactitude générale ne me semble point contestable, mais peut-être trop affirmatif dans ses conclusions, résume la majorité des auteurs : « Dans *tous* les cas (de rétention « d'urine), l'examen le plus superficiel fait reconnaître la « réplétion de la vessie, facile à limiter par la palpation et « la percussion chez *tous* les malades. » (Dictionnaire encyclopédique des sciences médicales, article *Voies urinaires*, page 385, 1886).

Or, dans des exemples, relativement rares sans doute, puisque la plupart des traités spéciaux ne croient devoir attirer l'attention sur eux, la palpation et la percussion ne fournissent pas de renseignements utilisables ; c'est-à-dire que la vessie ne se laisse point délimiter par l'un ou par l'autre procédé.

Ces données ne sont point nouvelles, et Mercier avait déjà signalé que, dans certains cas d'altération profonde de sa contractilité, la vessie, distendue par l'urine en rétention, « est molle, aplatie, et se confond avec la masse intestinale. » Il ajoute toutefois : « C'est seulement la percussion qui en tracera les limites. »

L'absence de matité hypogastrique, dans plusieurs cas de rétention d'urine cités par Reliquet, est à rapprocher de l'opinion de Mercier qu'elle complète, pour ainsi dire. Il résulte donc de l'expérience de ces deux chirurgiens que les résultats fournis par la palpation ou la percussion peuvent être trompeurs, si l'on prend à la lettre les termes de l'idée classique exprimée plus haut.

En étudiant plusieurs malades à ce point de vue, il m'a

été facile de constater que la matité sus-pubienne faisait fréquemment défaut dans la stagnation d'urine, et aussi quelquefois dans la rétention, que la palpation abdominale ne décelait également point.

Chez deux vieillards, atteints d'hypertrophie sénile de la prostate, à la seconde période des accidents avec rétention, l'un porteur d'une hernie inguinale gauche, facilement réductible, l'autre amaigri et déjà profondément infecté, la sonorité abdominale était complète jusqu'au pubis. En percutant l'abdomen de haut en bas et des parties latérales vers la ligne médiane, comme il convient de le faire pour saisir la moindre modification du son, c'est à peine si l'on pouvait déceler une légère submatité sus-pubienne. La palpation, chez l'un comme chez l'autre, ne donnait aucune indication sur le volume de la vessie. Le toucher rectal, combiné à la pression de la main sur l'hypogastre, faisait apparaître un besoin d'uriner intense. Alors, la vessie, en contraction semblait chez le malade amaigri s'élever dans l'abdomen et sa forme devenait presque reconnaisable à l'œil. La percussion pratiquée à cet instant révélait la matité attendue. Chez l'autre vieillard, au moment du besoin d'uriner et des efforts impuissants qui l'accompagnaient, la paroi abdominale tendue et doublée d'une graisse épaisse ne me permit point semblable constatation. Ce dernier malade avait à peu près douze cents grammes d'urine dans la vessie ; l'autre quinze cents grammes environ.

Il est possible que la quantité d'urine en rétention fut trop peu considérable pour donner lieu aux signes ordinaires. Il n'en est pas moins certain que la réplétion vésicale demandait à être recherchée avec soin, surtout chez le malade infecté déjà très déprimé et somnolent. Dans des circonstances très analogues, on a cru a de l'anurie alors que la vessie contenait plus de deux litres d'urine.

Il paraît ressortir en outre, de l'histoire de ces deux malades, la preuve des rapports existant ou pouvant exister entre l'absence de matité hypogastrique et l'impossibilité de délimiter la vessie par la percussion. Que faut-il en effet, pour que la vessie ne soit plus reconnaissable ? Qu'elle soit flasque, molle, aplatie comme disait Mercier, en un mot qu'elle ne se contracte point. Il serait peut-être excessif de dire que la vessie flasque bien que distendue par l'urine, échappe nécessairement toujours à ces modes d'investigation ; mais il faut retenir qu'elle y échappe au moins quelquefois. Rechercher les conditions dans lesquelles la rétention d'urine se produit de concours avec la passivité vésicale momentanée ou permanente revient à examiner les circonstances où le diagnostic de rétention peut être délicat.

Les faits que je connais se rapportent à des prostatiques ayant depuis longtemps de la stagnation d'urine et arrivés peu à peu à la rétention complète. La vessie dilatée d'une façon insensiblement progressive avait de ce chef perdu une partie tout au moins de sa sensibilité normale. Ailleurs cette sensibilité peut également être atténuée, qu'il s'agisse de maladies nerveuses (névrose ou état organique), des suites d'un traumatisme ou d'une intervention, d'un état très avancé de dépression des forces, comme dans l'une des observations précédentes.

Les anses intestinales qui, descendues dans le cul-de-sac

péritonéal au devant de la vessie donnaient lieu à la sonorité sus-pubienne, auraient donc pu être intéressées dans la ponction : il n'y a là qu'une simple remarque.

Enfin des deux malades examinés l'un n'était pas hernieux ; ils reposaient tous deux dans le décubitus horizontal sur le dos. En modifiant cette position, on eût peut-être modifié aussi les résultats de l'examen dans des proportions à déterminer.

.˙.

Les quelques considérations précédentes ont pour but de mettre en garde contre les simplifications exagérées des éléments du diagnostic de la rétention d'urine. Il convient donc de ne point attacher à la présence ou à l'absence de certains symptômes physiques une valeur absolue et peut-être à l'exemple des anciens, d'opposer encore la rétention d'urine type, celle du rétréci, à la rétention du vieux prostatique qui demande parfois à être dépistée.

TRAITEMENT [1]

I

Sonde à demeure

La sonde à demeure joue dans le traitement de l'hypertrophie sénile de la prostate un rôle important encore très vaguement interprété par la majorité des cliniciens.

Cependant, on reconnaît aujourd'hui les grands services que l'on en peut attendre chez les prostatiques lorsque l'on sait tirer parti des ressources qu'elle nous offre.

Chaque fois qu'il est possible et indiqué de le faire, on doit avoir recours à ce procédé si simple et si efficace de drainage vésical. Chaque fois qu'il est possible, disons nous ; car, il arrive encore que la sonde à demeure ne puisse être supportée par le malade et une intervention sérieuse devient aussitôt nécessaire.

(1) *Bibliographie.*Des moyens de faire tolérer la sonde à demeure chez les prostatiques ; *Académie de Médecine,* 14 avril 1896. De deux modes d'action de la sonde à demeure sur la prostate sénile ; *Académie de Médecine,* 27 octobre 1896. Compression digitale de la Prostate ; *Académie de Médecine,* 24 août 1897. Rareté des indications opératoires chez les prostatiques ; *Académie deMédecine,* 18 juillet 1899. De la dilatation anale dans les affections douloureuses et rebelles de l'urètre et de la vessie ; *Académie de Médecine,* 11 avril 1899. Des inconvénients de la strychnine, etc. ; *Société de Médecine de Paris* 1897 et 1898.

Il est donc d'un intérêt majeur de faire que la sonde mise à demeure pour un temps variable suivant les circonstances, soit convenablement supportée. Les moyens employés à cet effet, sont les uns *usuels* et depuis longtemps bien connus, les autres *moins connus* quoique aussi utiles à connaître. Je ne parlerai que de ces derniers, en rappelant qu'ils ont été mis en usage par feu mon maître Reliquet et par moi-même et que nous avons publié de nombreuses observations cliniques, démontrant leur très habituelle réussite.

Les moyens usuels sont le choix éclairé de la sonde quant à sa composition, sa forme et son calibre ; sa mise en place méthodique ; sa fixation ; son bon fonctionnement contrôlé par l'écoulement de l'urine et des injections faites dans la vessie. Tout cela est désormais classique.

Comme procédés moins connus, il y a :

1° *L'injection* d'une certaine quantité de liquide dans la vessie après la sortie de l'urine. En effet, chez tout prostatique atteint ou non de cystite, la période aiguë de rétention d'urine étant passée, la vessie ayant repris une capacité normale et parfois amoindrie, la sonde à demeure doit plus que jamais être fermée par un fausset. A chaque besoin d'uriner elle sera ouverte pour laisser échapper la presque totalité de l'urine contenue dans la vessie : puis la seringue à la main chargée d'eau boriquée tiède, au moment où s'écoulent les dernières gouttes d'urine et où va commencer à apparaître un besoin factice de miction qui abandonné à lui-même irait en s'exaspérant, on pousse lentement le liquide par une pression insensible sur le piston et on s'arrête lorsque le malade n'accuse plus aucune sensation anormale. Quelques centimètres cubes d'eau boriquée suffisent le plus souvent. En met-on trop ou trop peu, l'effet calmant attendu ne se produit point. Toute l'efficacité du procédé réside en somme dans la précision du manuel opératoire.

2° La *suppression* de tout ce qui comprime ou rétrécit l'extrémité du canal : atrésie, ectopie du méat : atrésie préputiale. D'un coup de ciseaux, après anesthésie cocaïnique au besoin (ou si le cas le comporte, par une intervention plus complète), on lève l'obstacle, franchissable d'ailleurs qui rendait le séjour de la sonde insupportable au malade.

Tous ces soins ne font pas que l'incision vésicale ne soit jamais indiquée en raison de l'intolérance pour la sonde à demeure ; mais ils en diminuent considérablement le nombre des cas.

La sonde à demeure dont j'ai déjà envisagé les indications cliniques, comme les moyens propres à en faire tolérer la présence, agit :

1° *Sur la vessie*, en la drainant ;

2° *Sur la prostate* elle-même, ainsi que nous l'avons péremptoirement démontré.

En effet, la présence d'une sonde molle dans l'urètre d'un malade prostatique en particulier, à la 2ᵉ phase des lésions progressives de son affection, a pour effet :

a) de permettre le dégonflement de la prostate hypertrophiée en apparence ;

b) de s'opposer à l'infection aiguë des cavités glandulaires prostatiques et aux phénomènes généraux d'intoxication grave qui en résultent rapidement.

Premier mode d'action : la sonde à demeure permet la diminution de volume de la prostate.

Le volume de la prostate constaté aux premiers examens, tient, en effet, surtout à la congestion locale et à la dilatation des acini glandulaires par les sécrétions stagnantes. La sonde met au repos la vessie et l'urètre, supprime, par conséquent, tous les efforts et par là même, les causes de congestion active du réseau veineux périprostatique si développé chez le vieillard. Mais en outre, l'urètre n'existant plus en tant que canal excréteur contractile, les phénomènes spasmodiques de la région urètrale profonde se calment peu à peu.

Comme la contracture urètrale profonde a pour résultat d'oblitérer activement les conduits excréteurs des glandes de la prostate et, par suite, de provoquer la rétention des sécrétions dans ces glandes, le repos complet de l'urètre rend immédiatement possible la sortie de ces sécrétions. Alors, il se produit un écoulement spontané pris parfois à tort pour de l'urètrite et pouvant au contraire, être qualifié de *providentiel* ; car, le toucher rectal, sans parler du cathétérisme, prouve que la prostate revient sur elle-même, perd de son induration et diminue parfois de moitié en quelques jours. La clinique et le microscope démontrent l'origine prostatique de cet écoulement. Et le malade que l'on pensait ne devoir plus jamais uriner sans la sonde, peut, de lui-même, vider presque complètement sa vessie. Il arrive même à la longue et sous l'heureuse influence de l'ensemble thérapeutique, que survienne la guérison absolue ; je renvoie à mes travaux antérieurs.

L'apparition de l'écoulement est un signe de pronostic

heureux ; son absence coïncidant toujours avec une faible diminution de volume et d'induration de la prostate, prouve l'état avancé de sclérose des tissus de l'organe (3e stade).

Second mode d'action : en évitant la congestion locale active, en calmant le spasme urètral profond et facilitant ainsi la sortie des produits stagnants des glandes, la sonde à demeure aurait ouvert une porte à l'infection aiguë tant à craindre en pareilles circonstances, si l'on se hâtait de la retirer pensant que son rôle est terminé momentané ment tout au moins.

La principale cause d'infection de la prostate et de l'infection générale consécutive, est la pénétration d'urines presque toujours septiques dans les cavités glandulaires dilatées et incomplètement vidées de leur contenu. Si cet accident se produit, la prostate reprend son volume primitif, les douleurs de la fin de la sortie de l'urine reparaissent, la sécrétion urètrale spontanée diminue. Bien que le pus soit en moins grande abondance dans l'urine, la fièvre se montre, la bouche se dessèche : l'intoxication commence (foyer infectieux prostato-génital).

En replaçant la sonde et en usant de suite des moyens applicables en pareil cas, on peut parfois juguler les accidents ; et la prostate diminue de nouveau, les douleurs se calment, l'écoulement urètral se rétablit.

En un mot, la sonde à demeure est de première nécessité dans le traitement préventif, parfois curatif, du foyer infectieux prostato-génital.

On pourrait résumer ainsi ces quelques lignes :

La sonde à demeure chez le malade atteint de prostatite

sénile agit aussi heureusement sur l'urètre que sur la vessie.

Mettant au repos le conduit excréteur comme le réservoir urinaire, elle supprime à la fois les causes de congestion locale et le spasme urètral profond, entraînant par suite, la facilité de sortie des sécrétions stagnantes des acini prostatiques et vésiculaires dilatés.

Elle constitue la première indication du traitement préventif, sinon curatif, de l'infection générale fréquente et si grave, chez le vieillard prostatique dont on évacue la vessie.

II

Compression digitale

Pour désigner « l'évacuation provoquée par la pression « du doigt des sécrétions qui stagnent dans les culs-de-sac « pathologiquement dilatés de la prostate et des vésicules « séminales », j'ai proposé il y a quelques années, les mots *compression digitale* ; et, dans de nombreuses circonstances, j'ai passé en revue les indications, la technique et les résultats de cette méthode qui, pour n'être point tout à fait nouvelle, reste cependant presque complètement ignorée.

Il importe avant tout de distinguer cette petite intervention de ce que l'on a appelé le massage de la prostate, comme de l'expression prostatique. Le massage de la glande, que l'on étend parfois jusqu'aux vésicules sémimâles, est fait sans indications précises, sans que rien ne règle sa durée, la force qu'il doit nécessiter, la fréquence des séances, les points exacts sur lesquels il doit porter à l'exclusion des autres ; enfin et surtout, son but est différent, son mécanisme vaguement interprété. Ici au contraire, tout est méthodiquement établi, ainsi que d'ailleurs il est facile de s'en rendre compte en étudiant la compression digitale dans ses multiples détails ; quelques formules très simples les résument en totalité.

L'expression prostatique — et j'ai montré les précieuses ressources qu'elle fournit pour le diagnostic des lésions de la prostate et des vésicules et de la nature même comme du siège de ces lésions, — se propose aussi un objet bien différent ; car, la compression digitale a pour but et aussi pour effet de *combattre la stagnation glandulaire, partant de favoriser le dégonflement prostatique* (on dit parfois l'atrophie) *et de s'opposer ainsi, autant que faire se peut, aux troubles urinaires qui dépendent de la prostatomégalie.*

C'est donc une opération spéciale, imaginée et mise en pratique depuis environ quinze ans, par notre regretté maître Reliquet, et qui a donné entre ses mains d'abord, entre les miennes ensuite, tous les résultats qu'elle avait promis.

Une thèse récente (Aubry, thèse de Paris, 1899) vient nous fournir les meilleurs arguments pour établir une fois de plus toute la différence qui existe entre le massage, l'expression et la compression digitale de la prostate, ainsi que la supériorité de cette dernière manœuvre spéciale sur les pratiques parfois étranges que l'on désigne aujourd'hui sous le nom général de massage. En consacrant l'erreur qui consiste à croire que le massage (ainsi compris) répond à des idées d'une indiscutable valeur, on arriverait à discréditer un procédé excellent, mais nécessitant chez le médecin qui l'utilise une réelle expérience et une connaissance approfondie des affections du carrefour génito-urinaire. Donc, encore et toujours au besoin, les choses seront, en quelques mots, remises à leur place.

Expression prostatique. — Au cours des maladies de la prostate et des vésicules ou au premier examen du malade, le toucher rectal peut être suivi, lorsque le doigt a intentionnellement comprimé ces organes, de l'écoulement par le méat d'un liquide plus ou moins anormal dans sa composition. Ce n'est pas après une seule exploration ainsi pratiquée qu'il est toujours possible de se prononcer sur la nature du cas ; mais l'examen des sécrétions recueillies vient aider à l'établissement du diagnostic. Il ne faut pas voir ici un acte thérapeutique raisonné ; c'est l'application d'un moyen de reconnaître directement la qualité ou les altérations des liquide stagnant dans les cavités distendues des glandes urètrales sous-musculaires. Chacun sait l'importance de cette recherche dans toutes les circonstances depuis le simple trouble fonctionnel jusqu'aux prostatites (même la prostatite bacillaire au début, et le cancer glandulaire de la prostate). L'expression s'éloigne du massage et se rapproche de la compression digitale ; elle impose les mêmes règles de prudence et de savoir. L'absence de méthode, telle est la raison qui fait que l'expression prostatique pratiquée un peu par tous les chirurgiens et de tout temps, ne put conduire avant Reliquet, aux principes et au manuel opératoire de la compression digitale.

Massage. — D'après la thèse déjà citée qui renferme l'exposé officiel de la pratique de nos hôpitaux et des renseignements bibliographiques d'ailleurs incomplets (bien que quelques-unes de ses conclusions paraissent inspirées par des travaux non signalés au lecteur), le massage fut appliqué par Thure Brandt à la prostatite aiguë en vertu d'une idée théorique appuyée sur l'analogie discutable des organes génitaux des deux sexes, puis étendu un peu à toutes les affections prostatiques (congestion, prostatites chroniques, hypertrophie sénile). La technique varie avec les auteurs qui, les uns s'adressent à la prostate seule, les autres à la prostate et aux vésicules. J'énumère toujours d'après la thèse en question, Ebermann (1892), Schlifka (1893), Felecki (1895), Rosenberg 1896). Mais avant eux, on trouve Fuller et Alexander en 1891 ; enfin Eupir Walter-Collan (1898) a démontré « les avantages du massage dans le traitement « de la spermatocystite ». Quelques lectures, en particulier celle de l'ouvrage de Reliquet et Guêpin sur *Les Glandes de l'Urètre* (Paris, 1894-1895), auraient pu lui éviter cette peine.

Quoi qu'il en soit, il y a :

1° Le massage rectal à l'aide du doigt. Le malade étant dans le décubitus dorsal, l'index de la main droite largement graissé exerce une série de frictions douces, mais

assez énergiques, sur toute l'étendue de la glande, indif-
féremment dans tous les sens, pendant un laps de temps
qui varie de trois à cinq minutes en moyenne. La fatigue
du malade et du médecin seule en règle la durée. Avec
ce massage direct, on combine des manœuvres sus-pubienne de la main gauche qui cherche à rejoindre le doigt
rectal à travers la paroi abdominale. Ceci est, paraît-il,
ce que nous avons de mieux. Mais presque également
utile, on possède encore :

2° Le massage par l'introduction dans l'urètre et le dé-
placement de catheters Beniqué, avec ou sans introduction du doigt dans l'anus ;

3° Enfin, pour les grosses prostates dont le doigt ne
peut atteindre les limites, des bougies rectales pyriformes
auxquelles on imprime un mouvement de va et vient.
effectuent le massage recherché.

Ces trois procédés entre lesquels, à part le volume sup-
posé de la prostate, rien ne peut nous permettre de choi-
sir, présentent plusieurs points communs qu'il est presque
superflu de mettre en lumière.

a) L'absence d'indications précises. On nous affirme
bien qu'ils guérissent les prostatites aiguës, les prostatites
chroniques, les spermatocystites, qu'ils font disparaître
la congestion prostatique et améliorent l'hypertrophie sénile. Mais il serait intéressant de savoir à quel moment le
massage est indiqué, à quels signes certains on reconnaît
l'urgence d'y avoir recours et cela pour chacune des maladies sus-indiquées. Comment ? pas un principe d'ordre
général dominant la question, pas même de simples cons-

tatations empiriques ? Pas d'indications, pas une seule contre-indication temporaire ou définitive.

b) L'incertitude du manuel opératoire. Il est sans importance, semble-t-il, de se servir ou non des cathéters, de faire ou non uriner le malade avant la séance de massage. La durée de cette dernière ne dépend que de la force musculaire du médecin et de la soumission du patient. Quant à préciser quelque peu la fréquence de leur répétition, le degré de force qu'elles nécessitent dans chaque cas, la durée du traitement, tout reste à faire. Inutile de s'embarrasser de connaissances anatomiques et physiologiques, puisque pas de douleurs, pas de fausses manœuvres, pas le moindre écueil à éviter ou le plus petit accident à craindre ; cela tient du merveilleux.

c) L'ignorance du but à atteindre, qui résulte de l'interprétation vague et incomplète du mécanisme du massage. Comment le médecin saura-t-il qu'il doit continuer à masser la prostate quand ne survient pas une amélioration rapide ? Quel symptôme physique lui permettra d'apprécier exactement les effets de sa thérapeutique ?

Le massage que l'on nous décrit, laisse encore beaucoup à désirer : doctrine insuffisante, absence de plan d'études, pas de méthode en un mot, ainsi que l'établit péremptoirement la thèse destinée à ruiner la compression digitale. Cette dernière constitue un véritable massage scientifique opposé à des manœuvres aveugles, irraisonnées et même toujours dangereuses comme les lignes précédentes suffisent à le prouver.

Les indications de la compression digitale sont précises ;
la technique en est simple et bien réglée.

Les indications sont précises. D'une façon générale,
chaque fois que des sécrétions, infectées ou non, stagnent
dans les culs-de-sac de la prostate, chaque fois que leur
évacuation spontanée (par le coït physiologique), est impossible ou incomplète, il y a lieu de pratiquer la compression
digitale de la prostate. Ce qui revient à dire que dans
toutes les prostatites aiguës, subaiguës ou chroniques,
partielles ou généralisées, à une période déterminée de
leur évolution, la compression digitale est un adjuva.t
heureux du traitement usuel ; elle hâte la fin des accidents
et assure la guérison définitive si exceptionnelle, on le
sait, lorsque les malades sont abandonnés à eux-mêmes.

Mais elle est presque indispensable au vieillard dont la
prostate dilatée est envahie peu à peu par la sclérose périglandulaire et où les muscles expulseurs des sécrétions
prostatiques perdent insensiblement leurs fonctions. Associée à un ensemble de soins minutieux (régime, cathétérisme, sonde à demeure) elle aide puissamment à la
régression de la prostatomégalie, c'est-à-dire à la guérison ;
elle reste toujours un palliatif excellent des troubles urinaires de certains prostatiques, ainsi qu'il en a été rapporté
des exemples

La technique en est simple et bien réglé. Suivant le cas,
on fait uriner le malade ou on vide sa vessie par la sonde,
en remplaçant une partie du liquide (un tiers à un quart),

par de l'eau boriquée tiède ; s'il a la sonde à demeure,
on peut, soit retirer celle-ci pour un instant et en profiter
pour la vérifier ; soit pratiquer la compression sur la sonde
et la déplacer ensuite, en lavant l'urètre au fur et à mesure
qu'on l'amène vers le méat. Le malade prend la position
dite « à quatre pattes » sur son lit ou se lève et s'incline
en avant, en appuyant les bras sur un siège dur, le bassin
élevé, la tête basse ; en un mot, on prend toutes les précautions nécessaires pour le toucher rectal méthodique de
la prostate et des vésicules séminales.

Le rectum aura été débarrassé comme pour toute exploration prostatique, l'index de la main la plus exercée
très largement enduit de vaseline simple stérilisée (pas boriquée). L'opérateur placé derrière le patient, introduit
son doigt avec lenteur, d'abord le plus haut possible, ne
cherchant à recueillir les sensations qu'au retour, pour
ainsi dire et méthodiquement sur tous les points de la
prostate et des vésicules séminales. Il procède avec pru-
dence et reconnaît la saillie des glandes dilatées, donnant
la sensation de petits kystes proéminents vers le rectum
ou de noyaux durs sous la muqueuse intestinale. Pour
être autorisé à comprimer un de ces points avec la pulpe
digitale, il faut que celui-ci présente une certaine mol-
lesse, qu'il cède à la moindre pression comme une poche
qui se vide. Peu à peu, là où l'on appréciait une saillie,
on trouve désormais une dépression, limitée par des bords
réguliers et plus fermes, comparable à celle que l'on dé-
terminerait en appuyant avec l'extrémité du doigt sur un
morceau de cire molle.

Au contraire, la moindre résistance, la moindre douleur éprouvée par le malade, doit faire suspendre la compression. En effet, celle-ci n'est pas douloureuse ; à peine provoque-t-elle un besoin d'uriner qui cesse immédiatement après elle, besoin factice d'ailleurs, impossible à satisfaire et que le sujet doit chercher à retenir ; puis, pratiquée sans toute la douceur indispensable ou sans indications suffisantes, elle provoquerait (et elle a provoqué) une poussée aiguë de congestion prostatique et une exacerbation des souffrances.

Après quelques jours de traitement dans les prostatiques aiguës (en particulier dans le furoncle de la prostate), lorsque les phénomènes douloureux commencent à s'amender, il convient de songer à faire la compression digitale : l'état local reconnu par le toucher, renseignera sur son opportunité. Et, de même dans les prostatites chroniques, comme dans l'hypertrophie sénile (prostatite sénile de Reliquet et Guépin) ce n'est point au début, mais après une période de durée variable, alors que les autres procédés thérapeutiques, lavements, suppositoires, cathétérisme, etc., auront été utilisés, que l'on évacuera ainsi artificiellement les glandes.

Une seule séance de compression ne permet ordinairement point de vider toutes les dilatations glandulaires ; ensuite, quelques-unes de ses dilatations se reproduisent, — c'est la règle — moins volumineuses il est vrai. Il faut donc à certains intervalles et pendant un certain temps, (intervalles et temps que l'observation du malade sert à préciser) renouveler la compression. Je la fais ordinairement précéder du passage d'une bougie molle, en gomme, de calibre moyen (N°s 16 à 18).

Pendant que la pulpe de l'index déprime les saillies glandulaires, le malade sent passer un liquide dans l'urêtre, et par une sorte de petite éjaculation, se présentent souvent au méat de grosses gouttes de sécrétions prostatiques et vésiculaires, purulentes, fétides, colorées par du sang, parfois au contraire, d'aspect presque normal. Le microscope en fait au besoin, reconnaître aussitôt l'origine et la constatation de leurs caractères macroscopiques et microscopiques, vient aider au diagnostic comme au pronostic du cas donné. Quelquefois, on doit attendre un instant pour voir s'écouler au dehors ces sécrétions stagnantes ; ou même, elles refluent en partie dans la vessie et l'urine immédiatement après, sort trouble et chargée de mucosités.

Toutes les complications à redouter dans la compression digitale viendraient d'une faute opératoire (intervention prématurée, violences exercées sur la prostate, prolongation excessive des manœuvres), même celles qui résultent de la pénétration de l'urine dans les glandes, dont la cavité reste béante et le canal excréteur dilaté après l'expulsion de leur contenu. Ce qui revient à dire que chez le vieillard prostatique, à partir de la seconde étape anatomo-pathologique des accidents, on comprimera la prostate sur la sonde à demeure ou en assurant la miction par un cathétérisme régulier.

Après la compression survient un calme relatif ; les besoins d'uriner s'espacent ; les érections pathologiques sont moins fréquentes, la vessie se vide mieux ; partant, les urines sont plus claires et la congestion locale atténuée.

En somme, il y a une amélioration indiscutable et qui peut être définitive.

Il faut le plus souvent, revenir à la compression digitale de la prostate, jusqu'au moment où l'organe diminué de volume, a acquis une consistance uniforme et souple et où cette compression ne provoque plus la sortie d'aucun liquide.

. .

La compression digitale n'est pas, *à elle seule,* une méthode de traitement de la stagnation des produits des glandes génitales (prostate et vésicules séminales). Elle fait partie d'un ensemble de moyens, qui tous tendent au même but et qui résident, en substance :

1° Dans la suppression de toutes les causes voisines ou éloignées du spasme urètral profond qui oblitère activement les conduits excréteurs prostatiques ;

2° Dans la suppression des phénomènes locaux d'irritation qui entraînent à leur suite l'hypersécrétion des glandes, le gonflement de leurs conduits excréteurs et, consécutivement, la contracture des sphincters et la transformation (sclérose) des parois glandulaires ;

3° Dans les modifications à apporter à la nature des sécrétions pour les rapprocher de leur état normal.

Son utilité dans les formes curables de l'hypertrophie sénile de la prostate a été mise en lumière ; de plus, il n'est pas une prostatite qui ne puisse profiter de la compression digitale. Elle abrège la durée du traitement, assure la guérison, en particulier de la prostatite subaiguë qui passe si souvent à l'état chronique ; elle est toujours, tant pour la prostate que pour les vésicules séminales, une des ressources les plus actives dont nous disposions pour aider le retour des glandes dilatées et malades, à leur état normal.

III

Évacuation spontanée des acini prostatiques.

L'évacuation spontanée des acini prostatiques remplis de sécrétions stagnantes, se présente chez nombre de malades qui, parfois même avec leur médecin, sont effrayés de la persistance d'un écoulement urètral, tandis qu'en réalité, cet écoulement les met à l'abri de complications plus graves ; je crois donc devoir à ce propos, m'arrèter quelque peu.

Identifiant à tort un symptôme avec la lésion que le plus souvent, mais non toujours, il suffit à révéler, le mot d'écoulement urètral a été fait peu à peu synonyme d'urètrite. Une opinion courante, que l'on exprime guère d'ailleurs tant elle paraît justifiée au premier abord, veut que dans tous les cas, le médecin s'attache à tarir le plus rapidement possible l'écoulement urètral ; et, l'on admet toujours que sa disparition prouve jusqu'à l'évidence la guérison de

l'urètrite et met à l'abri des complications tant à redouter
en pareille circonstance. Parfois revenant aux vieilles
méthodes bien discréditées, on fait une exception en faveur
des urètrites aiguës et suivant l'expression usuelle, « on
laisse couler » pendant quelque temps avant de songer à
dessécher le canal. Mais lorsqu'il s'agit d'une urètrite
chronique, quelle qu'en soit l'origine, la règle d'agir vite
et par des moyens toujours identiques malgré la diversité
des cas, moyens très simples, trop simples et très connus,
est appliquée d'une façon constante. En effet, nombre de
fois, les lavages antiseptiques et les cautérisations de
l'urètre en divers points, ont paru, par leur efficacité même,
justifier ces vues théoriques. Puis, dans des faits analogues
en apparence, non seulement ces procédés thérapeutiques,
restèrent sans résultat, mais encore l'insistance apportée
dans leur emploi a-t-elle, loin de guérir, aggravé les
accidents.

Il est donc des malades chez lesquels la suppression
brusque ou rapide d'un suintement urètral (d'une urètrite,
pour parler comme tout le monde), suppression parfois
spontanée, parfois provoquée par des manœuvres directes,
paraît suivie à brève échéance de l'exagération des troubles
fonctionnels et de manifestations pathologiques nouvelles,
locales, de voisinage ou à distance. Car, provoquer la
sécheresse d'un canal atteint d'urètrite présumée n'est
point la même chose que tarir la source de l'écoulement ;
c'est même quelquefois le contraire. Inversement, chez
ces mêmes malades, le retour de l'écoulement est l'indice
d'une amélioration indiscutable et coïncide avec elle.

La persistance de certains écoulements et l'échec des

procédés directs de désséchement urètral, deviennent parfois une véritable sauvegarde. Ce qui ne veut point dire que tout écoulement ne demande pas à être soigné ; mais il faut et il suffit qu'il le soit dans ses causes réelles.

Pour éviter une pratique exclusive, qui, basée sur des données confuses, a tantôt des conséquences heureuses, tantôt des effets regrettables parce que l'on ne prend point toujours le soin, cependant bien nécessaire, d'en établir les indications, les écoulements urètraux seront divisés en deux groupes :

1° Écoulements ayant leur source à la surface même du canal ;

2° Écoulements entretenus par l'hypersécrétion d'une ou de plusieurs glandes urètrales.

Après s'être bien expliqué sur la valeur que l'on doit attacher à ce qualificatif, on nommera ces derniers : *écoulements providentiels*.

*
* *

Les anciens, dont les idées longtemps en honneur furent admises sans contestation avec leur part de vérité et parfois d'exagération, avaient déjà remarqué, comme on peut le remarquer encore, qu'avec la disparition de certains écoulements urètraux coïncidait le début d'accidents plus sérieux, l'orchite et l'arthrite par exemple ; et, la sortie des mucosités urètrales par le méat devenait dans le cours ou au déclin des complications précédentes, un signe de pronostic favorable. Il fallait donc par la thérapeutique, ne point combattre et au besoin chercher à rétablir l'écoulement, pour un temps, tout au moins, pour permettre la guérison de ces complications souvent douloureuses et tenaces. Puis, on abandonna par la suite, et les faits cliniques bien observés et la théorie de la métastase désormais insuffisante à en fournir l'explication.

Si l'interprétation des phénomènes et des relations qui les unissent devait se modifier avec le progrès accompli, ce que l'observation avait appris à nos devanciers, reste toujours exact et se vérifie actuellement encore dans de nouveaux exemples.

Le grand groupe des écoulements urétraux providentiels, faisant exception à la loi commune quant au traitement qu'ils demandent, ne peut être établi scientifiquement que sur l'anatomie et la physiologie pathologiques, après avoir été prévu, on devrait dire reconnu, par la clinique seule.

Les infections aiguës de l'urètre (urétrites aiguës), les irritations non inflammatoires du canal urinaire qui se compliquent si facilement d'infection, consistent dans une altération superficielle de la muqueuse, accompagnée d'excitation sécrétoire réflexe des glandes (à mucus et génitales), dont l'orifice du canal excréteur est irrité. Après un temps variable, l'infection gagne fréquemment les culs-de-sac glandulaires, favorisée dans sa marche progressive par la dilatation des canaux excréteurs ; et si les écoulements aigus ont le plus souvent une cause superficielle, les écoulements chroniques ont aussi le plus souvent comme origine une localisation glandulaire du processus infectieux. D'ailleurs, pour leur production, les lésions superficielles et profondes se combinent parfois dans des proportions variables ; l'aspect et la nature de l'écoulement tiennent alors de ses deux points de départ. Il n'est pas que l'infection pour provoquer d'une façon durable l'hypersécrétion glandulaire ; à côté de l'action réflexe de l'irritation du conduit excréteur à son orifice, doivent prendre place la congestion locale physiologique ou pathologique (écarts génitaux) et les troubles circulatoires du petit bassin. Quand les produits sécrétés en abondance anormale s'écoulent spontanément des glandes dont ils distendent les cavités, le suintement apparaît au méat et persiste jusqu'au moment où se rétablit l'équilibre entre les fonctions sécrétoires et excrétoires de l'appareil glandulaire intéressé. L'hypersécrétion doit en effet disparaître la première, le trouble d'excrétion en dernier lieu. Ceci est aussi vrai pour les glandes de Littre que pour celles de Méry, pour la prostate et pour les vésicules séminales, ainsi que mon maître Reliquet et moi l'avons établi.

Or, quand les sécrétions le plus ordinairement infectées à la longue, sinon dès le début, viennent à stagner dans les glandes pour des raisons multiples (gonflement de l'orifice du canal excréteur après cautérisation de l'urètre où il s'ouvre, perte de contractilité des muscles expulseurs des produits glandulaires, épaississement des sécrétions qui obstruent plus ou moins le calibre du canal excréteur, etc.), la virulence des microorganismes qu'elles contiennent s'exalte. Alors se montrent des complications locales (abcès glandulaire), de voisinage (abcès périglandulaire), générales enfin (fièvre, suppurations à distance) prouvant la résorption des produits infectés avec les microbes qu'ils contiennent ou les toxines dont ces derniers présidèrent à la formation. C'est ce qui a lieu tant de fois dans le carrefour génito-urinaire du vieillard atteint de prostate sénile, et qui a été étudié ici-même sous le nom de foyer infectieux prostato-génital. Même si les sécrétions stagnantes n'arrivent point à s'infecter, leur accumulation dans la glande entraine la production de troubles circulatoires et trophiques et provoque une augmentation de volume de l'organe, qui, pour la prostate en particulier, est la cause de modifications fonctionnelles bien connues.

Les lavages antiseptiques de l'urètre, et surtout les cautérisations, ont pour effet de modifier la surface de la muqueuse ; car jamais, sauf dans des circonstances exceptionnelles, ils ne pénétrent dans les glandes à quelque pression qu'on les injecte, la distension du canal oblitérant d'une façon active la lumière déjà virtuelle des conduits excréteurs glandulaires. L'hypersécrétion, que provoque l'excitation légère de l'orifice de ce conduit, s'accompagne d'une activité proportionnelle dans l'excrétion. Mais que cet orifice soit à peu près fermé par le gonflement de la muqueuse qui le délimite, obstrué en partie par des sécrétions trop denses, boursouflé par l'action d'un caustique trop énergique, l'hypersécrétion réflexe vient compliquer la stagnation et ainsi s'accroît la distension glandulaire avec toutes ses conséquences.

L'existence d'un écoulement urètral, lorsque les glandes

sécrètent en trop grande abondance par inflammation ou excitation simple, prouve qu'elles peuvent spontanément se débarrasser du trop plein ; et elles évitent ainsi les accidents de la stagnation et de la rétention que nous résumions tout à l'heure.

Contrairement à la pratique ordinaire, il y a lieu de favoriser, par tous les moyens, la sortie des sécrétions anormales ou anormalement retenues dans les glandes ; enfin, de supprimer, autant que la chose est possible, d'abord les causes de l'hypersécrétion, ensuite celles de la stagnation glandulaire.

*
* *

Le volume de la *prostate*, sa richesse vasculaire sanguine et lymphatique, sa situation profonde, la puissance des muscles qui oblitèrent passivement (par tonicité), activement (par contraction) les conduits excréteurs de ses glandes, font, plus que dans tout autre organe analogue, que la stagnation des sécrétions modifiées s'établit rapidement et que les phénomènes d'intoxication et d'infection générales prennent d'importance et de gravité. Il faudrait en dire autant des vésicules séminales, qui, placées dans des conditions physiologiques identiques, participent ordinairement à tous les états morbides de la prostate, d'une façon parallèle, si l'on peut s'exprimer ainsi. Il y a donc, quel que soit l'âge du sujet, mais surtout s'il s'agit d'un vieillard, un réel danger à tarir avec brusquerie un écoulement prostatique, quand on ne s'attaque point à sa cause.

Dans la prostatite glandulaire aiguë des jeunes, le phlegmon périphérique reconnaît presque toujours pour origine, une intervention intempestive sur le carrefour génito-urinaire : exploration imprudente, dilatation et surtout cautérisation locale. Au contraire, le premier effet du traitement rationnel est d'exagérer l'abondance de l'écoulement ; cette aggravation apparente, pour celui qui ignore la physiologie pathologique des affections glandulaires, marche de pair avec une sédation notable dans les troubles fonctionnels et dans les symptômes physiques. La réapparition de l'écoulement, un instant disparu, est du meilleur pronostic. Alors que dans la prostatite subaiguë, on pourrait craindre une exacerbation rapide, l'évacuation du contenu glandulaire assure le praticien et soulage le malade.

L'orchite des prostatiques — et il faut entendre par prostatique, non seulement le vieillard atteint de prostate sénile, mais tous ceux dont les glandes du carrefour génito-urinaire infectées, déversent leurs produits dans l'urètre — se termine soit brusquement par des éjaculations purulentes, fétides, striées de sang, soit insensiblement, par la sortie d'abondantes mucosités qui se mêlent partie aux urines et partie s'échappent par le méat. Ainsi, encore et toujours l'écoulement glandulaire est providentiel. L'augmentation temporaire de sa quantité prouve que les glandes reviennent sur elles-mêmes, sous l'influence heureuse des soins logiques apportés.

Pour ne point reprendre une question déjà traitée à plusieurs reprises, je n'insisterai pas ici sur l'intérêt qui s'attache à respecter l'écoulement prostatique du vieillard dont la prostate dilatée et en voie de sclérose (2e étape de l'hypertrophie sénile) sécrète surabondamment, non plus que sur la valeur pronostique du retour de l'écoulement après sa suppression. En même temps que s'établit ou s'accroît cet écoulement, la prostate diminue de volume, le cathétérisme devient plus facile, l'état général se relève. Prolongeant, comme il convient, ces soins spéciaux, on obtient parfois une véritable guérison : il n'y a plus d'écoulement parce que la prostate est revenue sur elle-même, parce que les glandes infectées, débarrassées de leur contenu, sécrètent désormais d'une façon normale ; il n'y a plus de troubles urinaires ni de phénomènes généraux, parce que la vessie se vide et qu'il n'y a plus mélange d'urine aux sécrétions qui stagnent dans les culs-de-sac glandulaires dilatés, à la condition toutefois que l'on n'ait point attendu pour agir l'établissement de complications trop souvent et désormais irrémédiables.

*
* *

En somme, pour résumer en quelques lignes ces considérations cliniques qui concordent avec la théorie, on voit que l'écoulement urètral glandulaire, à tout âge et dans toutes les circonstances, est, à proprement parler, une sorte de compensation. Que cet écoulement soit infecté ou non, sa suppression rapide est la cause d'une notable aggravation et parfois l'occasion des complications les plus sérieuses. Le traitement logique dirigé contre ces écoulements augmente d'abord leur abondance ou en rétablit le cours ; à cette augmentation ou à ce retour, on juge son efficacité, en tenant compte, bien entendu, des modifications subies par tous. les autres symptômes concomitants.

IV

Rareté des indications opératoires chez les prostatiques.

Les indications opératoires chez les malades atteints d'hypertrophie sénile de la prostate sont très exceptionnelles ; depuis mes premières communications à l'Académie sur ce sujet, le temps et l'expérience ont confirmé cette opinion invariable. Il ne s'agit pas ici de condamner les petites interventions telles que ponction vésicale, stricturotomie, etc., parfois au contraire, absolument de mise et toujours innocentes lorsque, pratiquées à bon escient par une main habile, non plus que certaines opérations palliatives, mais de montrer combien sont rares chez les vieux prostatiques les circonstances qui réclament l'emploi de la grande chirurgie.

Quelles seraient donc les indications formelles de la taille avec ou sans fistulation définitive de la vessie (cystotomie), de la castration, de la vasectomie, des prostatotomies et prostatectomies (depuis la section valvulaire de Mercier jusqu'à l'exérèse galvanocaustique de Bottini) ? Je les recherche, et quelques chirurgiens les trouvent :

1º Dans les difficultés du cathétérisme.

a) Le malade est sous le coup d'une rétention d'urine aiguë. A ce moment, le cathétérisme est toujours possible quand on a pris le soin de le faire précéder de l'observation des petits moyens partout facilement applicables et connus de tous les praticiens (bains, évacuation du rectum, saignée locale, etc.), et de se servir d'instruments appropriés (sondes coudées, sonde à grande courbure, etc.). En cas de nécessité, la ponction aspiratrice sus-pubienne régulièrement faite, n'offre aucun danger et permet d'attendre que l'urètre soumis redevienne facilement franchissable. A ma connaissance, jamais un prostatique, pris de rétention d'urine aiguë, n'a pu être sondé dans les délais convenables ; jamais même il n'a fallu avoir recours à la ponction pour obtenir l'évacuation vésicale. Jamais encore moins il ne peut être permis à un médecin de faire une taille sus-pubienne ou autre dans de telles circonstances ; car les grandes difficultés du cathétérisme résident dans la petite expérience de celui qui le pratique et il est plus urgent d'apprendre aux étudiants à se servir d'une sonde (et d'un aspirateur) qu'à ouvrir une vessie, celle-ci ayant presque toujours à gagner à n'être jamais incisée.

b) Le cathétérisme est habituellement pénible (difficultés d'introduction de la sonde, saignement du canal, etc.) et il n'y a point encore ici de raisons suffisantes pour aussitôt parler de grands délabrements. Le calibrage du canal s'il est indiqué, une ou plusieurs périodes de sonde à demeure, l'emploi de cathéters bien choisis, une antiseptie à la portée de tous, permettent — et il me serait facile d'en rapporter encore de nombreux exemples — au vieux prostatique de vivre d'une manière satisfaisante, sans subir aucune mutilation et ajouter sans profit, une infirmité nouvelle (fistule) à celle dont il souffre déjà.

2° *Dans la prostatomégalie.* Il n'est plus utile de répéter qu'aux deux premiers stades anatomo-pathologiques de l'évolution progressive des lésions prostatiques, la prostate peut perdre de son volume anormal et même parfois s'atrophier dans le véritable sens du mot, sous l'influence d'un traitement logique et la miction se rétablir plus ou moins complète.

Au troisième stade, les lésions irréparables de la prostate s'associent à celles de l'appareil uro-génital tout entier (et de l'ensemble de l'économie) et la vessie calme peut simplement être vidée trois ou quatre fois dans les vingt-quatre heures ; c'est la guérison spontanée habituelle par cicatrisation.

Or les opérations indirectes (castration, vasectomie, cystotomie) peuvent au plus tendre à diminuer la congestion locale dont il est si facile de se rendre maître sans elles. Elles ont réduit de volume (mais à quel prix !) des prostates qui ne demandaient qu'à se dégonfler presque toutes seules. Inutiles toujours, dangereuses parfois, elles tomberont bientôt dans un oubli mérité.

Les opérations directes (prostatotomies, prostatectomies), pleines de dangers (hémorrhagies en particulier), sont presque abandonnées. Un noyau fibreux prostatique venant obturer le col d'une vessie saine serait la seule condition favorable à la prostatectomie ; mais combien peu fréquente.

Aux deux premiers stades, aucune de ces interventions ne répond aux indications thérapeutiques et ne permet aussi sûrement au malade de retrouver une miction normale, que la sonde à demeure bien utilisée, que la compression digitale de la prostate, en un mot que l'*ensemble* de petits procédés dont l'efficacité et l'innocuité ne sont plus à défendre. Au troisième stade de sclérose périglandulaire totale, il vaut encore mieux introduire la sonde toutes les sept ou huit heures sans chercher davantage, que de renoncer inutilement (et non sans un réel danger) a ses testicules et d'augmenter par la création d'un trajet fistuleux sus-pubien les chances d'infection ascendante ou générale.

3° *L'infection des voies génito-urinaires*. J'en ai assez dit ailleurs (v. foyer infectieux prostato-génital) pour montrer que quand la sonde à demeure a échoué dans ces circonstances, ce qui est rare, la taille n'offre plus qu'une ressource bien précaire. Il ne faut voir dans la cystotomie entreprise à ce moment qu'un palliatif des complications infectieuses de la prostatite sénile. Il n'est question bien entendu que de la taille périnéale ; car on veut établir le plus rapidement possible un drainage efficace du réservoir urinaire. La taille perinéale est moins facile à exécuter, mais moins grave que la cystotomie sus-pubienne ; elle répond mieux au but que le chirurgien se propose d'atteindre ; les fistules qu'elle laisse parfois à sa suite ont comme toutes les autres, une tendance naturelle à l'oblitération. Pour ces raisons, je donne encore aujourd'hui hautement la préférence à l'intervention périnéale, la réservant d'ailleurs pour des cas très exceptionnels.

Chez les malades de l'hôpital les choses ne se passent peut-être pas toujours comme chez ceux de la ville ; cette distinction faite, il est manifeste que les grandes opérations proposées aux vieux prostatiques comme moyen curatif de leur mal, ne sont jamais franchement indiquées, jamais urgentes, jamais suffisantes à elles seules ; et, je passe à dessein sur leurs inconvénients. On ne saurait donc songer à les entreprendre qu'après l'échec bien constaté des autres méthodes thérapeutiques.

IV

Opérations palliatives

Parmi les interventions palliatives qu'il est permis de tenter lorsque l'on se trouve en présence de complications douloureuses absolument tenaces en particulier, une mention tout à fait spéciale doit être donnée à *la dilatation forcée du sphincter de l'anus.*

Sans rechercher aujourd'hui les raisons anatomiques et physiologiques du fait en lui-même, il est facile de se convaincre que chez l'homme à l'état normal, les contractions des sphincters anal et urètraux sont ordinairement synergiques. On comprend alors comment le spasme habituel du sphincter de l'anus peut entretenir un phénomène de nature identique du côté de l'urètre et de la vessie et inversement comment la contracture des voies urinaires inférieures retentit sur la portion terminale du gros intestin et entraîne le spasme qui vient compliquer de ses conséquences propres la situation pénible des malades.

1° La contracture du sphincter anal provoque donc et entretient un état spasmodique de l'urètre et de la vessie se traduisant par des mictions fréquentes, difficiles, pénibles parfois jusqu'à la douleur. Cette *excitation vésico-urètrale* qui accompagne souvent les affections inflammatoires (cystite) et qui a été confondue avec elles — opinion dont il a été fait justice (voir fausses cystites) — peut aller jusqu'à la rétention d'urine, surtout lorsque le col vésical est déplacé par une augmentation de volume de la prostate passagère ou définitive. Le cathétérisme alors urgent, est douloureux, accompagné de petites hémorrhagies de nature congestive ; souvent il est difficile à effectuer et même quelquefois temporairement impossible. Il démontrerait au besoin la réalité de l'existence du spasme urètral. Chez tous les sujets atteints de fissure à l'anus de la variété dite intolérante, d'hémorrhoïdes au moment de poussées de congestion locale ou qui ont subi certaines interventions chirurgicales portant sur le voisinage de l'orifice anal et laissant à leur suite une irritation plus ou moins persistante, se montre l'excitation vésico-urètrale avec ou sans rétention d'urine et cette dernière lorsqu'elle se rencontre revet alors la forme douloureuse. La connaissance des lois générales des réflexes urinaires (Lois de Reliquet) faisait prévoir cette complication. Mais ce qui peut être observé à des degrés divers dans des circonstances ordinaires prend bien entendu, chez les malades spéciaux que seuls vise ma courte description, un intérêt de première importance.

Permettez-moi de ne vous citer et très rapidement qu'une observation récente. Un homme de 45 ans que je vois régulièrement depuis des années, sans autre cause appréciable qu'une neurasthénie peu accusée, souffre par moments de crises d'excitation vésico-urètrale. Le passage d'une bougie molle n° 21, d'abord très difficultueux, a seul donné de bons résultats. Le toucher rectal pendant les crises dénotait la contracture du sphincter avec constipation tenace et petites hémorrhoïdes externes turgescentes.

Or vers le milieu de l'année dernière apparaissent les douleurs caractéristiques d'une fissure ; les troubles urinaires prennent une grande acuité et les cathétérismes jadis efficaces, restent désormais sans effet. J'examine, je découvre la fissure ; et, quelques jours après, je fais la dilatation forcée de l'anus sous le chloroforme. Le soir même de l'intervention, le malade très soulagé, n'urine plus que toutes les trois ou quatre heures, sans efforts, et sans souffrances. Cette amélioration considérable se maintient encore ; plus n'est besoin d'avoir recours à la bougie urètrale et la fissure n'a jamais reparu. Je n'insiste pas ; il y a trop longtemps que de tels faits sont connus.

2º Les affections très douloureuses de l'urètre et de la vessie, qu'il y ait ou non des lésions constituées, affections dont le spasme vésico-urètral fait partie intégrante, sont accompagnées de contracture anale avec toutes ses complications. Comme dans le cas précédent, il semble qu'il y ait entre les deux appareils musculaires un échange réciproque de mauvais procédés.

Maisonneuve avait noté ces rapports et, de propos délibéré, il pratiquait la dilatation forcée de l'anus à ses prostatiques, pour espacer leurs besoins d'uriner et rendre leurs mictions plus faciles.

A cette époque, on entendait par prostatiques, conservant à ce terme son sens le plus général, tous les malades atteints de prostatomégalie et souffrant des troubles urinaires qui en résultent ; c'étaient des prostatites chroniques, des hypertrophies séniles, des cancers de la prostate, ayant de commun un symptôme physique essentiel : la prostatomégalie et un syndrôme fonctionnel dont parfois la terrifiante acuité et la ténacité désolante justifient les plus sérieuses interventions opératoires : l'excitation vésico-urètrale, le spasme douloureux de l'urètre et de la vessie. A l'exemple de Maisonneuve, les chirurgiens de son époque, surtout lorsqu'ils n'opéraient point, attachaient à la thérapeutique « rectale » pour ainsi dire, chez les urinaires de toute sorte, un intérêt capital, que le temps et l'expérience n'ont en rien diminué.

Nous en trouvons la preuve dans les travaux de son élève, mon maître Reliquet. L'évidence des relations établies entre l'excitation vésico-urètrale et la contracture du sphincter de l'anus permettait d'aller plus loin dans cette voie et, en l'absence d'une modification pathologique, locale et appréciable de l'urètre, de la vessie ou de l'anus, d'opposer au spasme des voies urinaires inférieures paraissant résulter d'une simple névralgie (si pareil diagnostic est encore de mise), la dilatation forcée du sphincter anal. Récemment encore, après avoir exploré sans résultat la vessie d'un malade chez qui tous les traitements généraux et tous les traitements de la cystite ont échoué, j'ai pratiqué la dilatation anale. Et depuis cette époque, les mictions, presque aussi fréquentes, sont du moins beaucoup plus faciles et tout à fait indolentes.

Deux cas se présentent encore à ma mémoire où, à une intervention commandée par l'état de la vessie, il m'a paru utile de joindre la dilatation forcée. Ici, certainement, il serait facile de discuter la valeur de cette dernière opération. Cependant, comme elle ne prolonge pas la durée des manœuvres chirurgicales, comme elle n'ajoute rien à la gravité du traumatisme, comme enfin, nous le savons, elle contribue, pour sa part, à rendre à l'urètre et à la vessie le calme indispensable, je crois préférable de terminer l'acte opératoire par une rapide dilatation du sphincter anal. L'un de ces cas est celui d'un jeune homme de 35 ans, tuberculeux vésical, envoyé de province à Paris, épuisé par les souffrances, atteint d'une constipation rebelle et sous le coup de graves accidents urémiques (dyspnée, vomissements incoercibles), à qui je fis d'urgence la taille périnéale. Je profitais de l'anesthésie chloroformique pour dilater rapidement le sphincter. Depuis janvier 1898, ce malade conserve et entretient sa fistule urinaire : ses urines sont presque claires et nor-

males d'aspect ; l'état général est excellent, les garde-
robes sont régulières. L'autre a trait à un vieillard de
70 ans, envoyé également de province pour une hypertrophie sénile de la prostate avec rétention absolue, profondément infecté et presque mourant. Taille périnéale
en juin dernier, dilatation forcée de l'anus. Trois semaines
après ces deux interventions, je laissais la fistule se fer-
mer d'elle-même. Le malade vit encore ; il a toujours de
la stagnation d'urine due à sa prostatomégalie ; mais les
mictions se font assez bien dans l'intervalle des cathétérismes. Ceux-ci, autrefois très douloureux et très pénibles,
sont désormais indolents et faciles. Les hémorrhoïdes
habituelles ont disparu, et l'évacuation du rectum se fait
avec régularité.

Si donc, pour me résumer, je cherche à établir les
indications de la dilatation forcée du sphincter de l'anus
dans les états douloureux de l'urètre et de la vessie, j'arrive aux conclusions suivantes. Seront-elles définitives ?
Peut-être ; mais *à priori* je ne le pense pas et je fais
appel à tous mes confrères, pour qu'ils veuillent bien
apporter, à cette tribune, le résultat de leur expérience
dont je m'efforcerai de tirer le meilleur profit :

La dilatation anale est indiquée comme moyen palliatif
ou comme adjuvant utile du traitement spécial des affections douloureuses et spasmodiques de l'urètre et de la
vessie, alors qu'une opération ne peut radicalement
guérir les lésions (cancer de la prostate et tuberculose
vésicale avancée, par exemple). Dans la même séance, on
agit, au besoin, sur la vessie, sur l'urètre et sur le rectum,

comme il a été fait dans mes deux dernières observations.

Elle est encore indiquée quand l'exploration méthodique et sous l'anesthésie du réservoir urinaire n'a
point permis de remonter aux causes d'une violente
excitation vésico-urètrale ou que, pour une raison ou
pour d'autres, le chirurgien n'est pas autorisé à faire
davantage.

Enfin, lorsque les douleurs et le spasme vésico-urètral
sont la conséquence de troubles nerveux mal définis et que
leur intensité justifie l'emploi de procédés énergiques,
avant de prendre une plus grave détermination, je reste
décidé à proposer la dilatation forcée du sphincter
anal.

V

Dangers de la strychnine.

On a conseillé et on conseille encore aujourd'hui, d'une
façon à peu près générale, d'avoir recours à la strychnine
dans tous les cas de parésie vésicale (pour s'exprimer plus
clairement, de stagnation d'urine), sans chercher à établir
d'une manière précise les indications et les contre-indica-
tions d'un médicament aussi actif. Il me serait facile, de
baser cette affirmation sur des textes nombreux ; il suffira
de rappeler qu'Ernest Labbé, dans un très remarquable

article du dictionnaire de Dechambre, sur l'emploi médical de la strychnine, reconnaît l'insuffisance des observations pour démontrer l'action du médicament sur les paralysies vésicales (dites essentielles). On espère, par son usage, rendre à la vessie la contractilité qu'elle paraît avoir perdu en tout ou en partie, faciliter l'évacuation complète des urines et faire cesser par là même les troubles qui résultent de la stagnation. Or, il m'a été donné de soigner un certain nombre de malades, chez lesquels, pour se conformer sans doute aux règles générales, on avait administré la strychnine et cela à leur grand préjudice ; il est donc des circonstances et des cas où il convient de se montrer au moins très réservé.

Mon but n'est point aujourd'hui d'étudier dans un travail d'ensemble, le mode d'action de la strychnine sur les voies génito-urinaires, ni les conditions favorables ou défavorables à son emploi. Je désire simplement attirer l'attention sur certains de ses inconvénients quelque peu laissés dans l'ombre, sinon méconnus et que tout praticien doit connaître pour chercher à les éviter.

La strychnine, excitant du système nervo-moteur, agit sur la moelle épinière et provoque très rapidement une augmentation dans la fréquence des besoins d'uriner. Il est vraisemblable qu'elle stimule la contractilité vésicale, et au point de vue théorique, elle doit permettre à la vessie de se débarrasser de la totalité de son contenu. Mais, en pratique, chez les sujets par nous examinés, les choses se passèrent d'une façon bien différente. Les mictions, de plus en plus rapprochées, devinrent aussi de plus en plus pénibles dans l'effort qu'elles nécessitaient : le jet d'urine fut de plus en plus lent à s'établir, de moins en moins puissant ; puis bientôt, il y eût rétention complète, rétention douloureuse avec besoins incessants, bien que la vessie ne contint que quelques centimètres cubes d'urine.

Il est toujours facile d'interpréter les faits ; aussi ne donnerai-je les explications suivantes que pour ce qu'elles valent en réalité : la strychnine n'agit point seulement sur le réservoir urinaire ; elle agit aussi et tout autant sur les sphincters ; alors, si elle exagère momentanément l'intensité de deux forces adverses, le résultat mécanique reste le même, c'est-à-dire que la stagnation d'urine persiste ; le résultat physiologique est d'insurger inutilement la vessie contre un obstacle dont la résistance croit avec la force qui cherche à le surmonter. La disposition et les origines du système nerveux vésico-urètral ne permettent point encore, vu l'obscurité de la question, de chercher aide et appui de ce côté pour une opinion quelconque ; et cependant on sait que si les nerfs des sphincters, ne prenant point part à la constitution des plexus hypogastriques, doivent être distingués des nerfs vésicaux sensitifs et moteurs, les centres médullaires des uns et des autres sont voisins, mais distincts, dans la moelle lombaire. (v. *Journal de l'Anatomie* de Ch. Robin, mai-juin 1892).

— X..., âgé de 70 ans, me consulte en juillet 1896. Le malade est un homme très intelligent, très sobre, et qui, pour tout antécédent morbide, signale une blennorrhagie remontant à sa jeunesse et n'ayant duré que trois semaines environ.

A 63 ans, à la suite, pense-t-il, de l'ingestion de fruits acides, il fut pris une nuit de rétention d'urine ; pendant trois jours, il dut passer la sonde ; puis tout rentra dans l'ordre. De loin en loin, jusqu'à 66 ans, il eut quelques rechutes de peu de durée, provoquées en apparence par la fatigue ou un léger écart de régime.

Il y a quatre ans, pendant la convalescence d'une pneumonie, le malade qui urinait souvent, peu à la fois, mais sans effort, qui ne vidait point habituellement sa vessie comme le lui démontrait le cathétérisme, prit, sur le conseil de son médecin (pour combatre l'état de faiblesse, où il se trouvait), un granule d'arséniate de strychnine (dose) ? Au deuxième granule, difficulté notable pour uriner, besoins incessants ; au troisième, rétention complète avec peu d'urine dans la vessie.

Le malade suspend l'usage du médicament, attend quelques jours pour revenir à son état habituel, puis recommence. Au deuxième granule, rétention ; le cathétérisme fut si difficile que l'on allait faire la ponction vésicale quand réussit une dernière tentative.

Dans une troisième expérience le second granule d'arséniate de strychnine détermina les crises de rétention que le malade me raconta avec force détails, tant il avait gardé le souvenir des douleurs éprouvées à cette époque.

A cette exemple d'observation récente, on pourrait joindre celui d'un homme de 45 ans environ qui avait de la stagnation d'urine par malformation de l'extrémité de la verge, et qui eut de la rétention après avoir pris de la strychnine, en a encore lorsqu'il en prend, souffre beaucoup en urinant, chez qui le cathétérisme est des plus difficiles et des plus douloureux. Mais le fait est beaucoup moins démonstratif que le précédent, où, à trois reprises, trois puis deux granules transformèrent la stagnation d'urine en rétention ; il est encore moins démonstratif parce que l'entourage de ce dernier malade, malgré l'aggravation constante de son état, se refuse et lui interdit de tenter une autre thérapeutique.

Dans les autres faits portés sur mes notes, les renseignements fournis ne sont point à eux seuls suffisamment explicites pour entraîner une conviction.

Quoi qu'il en soit, je formulerai les conclusions suivantes, en faisant toutes les réserves qu'elles comportent, en ajoutant toutefois que, jusqu'à plus ample informé, elles règleront ma pratique personnelle. Ces conclusions ne doivent point, dès maintenant, être généralisées, parce que le nombre des observations est encore trop peu considérable, parce que les cas de stagnation d'urine observés sont trop dissemblables dans leurs causes, parce que enfin, je ne sais qu'approximativement les doses de strychnine employées et la durée du traitement suivi. Des renseignements nouveaux sont donc indispensables pour les défendre ou en diminuer la portée :

1° La strychnine est contre indiquée lorsqu'il y a stagnation d'urine ;

2° Sans guérir la stagnation, elle augmente la fréquence des besoins d'uriner ; parfois, provoque la rétention d'urine, complète et douloureuse ;

3° Cette action nocive, cet inconvénient grave, tiennent vraisemblablement à ce que la strychnine agit tout autant,

sinon plus, sur les sphincters que sur le réservoir urinaire.

Il faut donc surtout s'abstenir de ce médicament, non
seulement chez les prostatiques avérés (car, ici je me
trouverais d'accord avec la majorité des auteurs), mais
encore chez tout vieillard qui présente les signes vagues
pour l'observateur non prévenu, de la période latente de
l'hypertrophie sénile de cet organe dont nous avons fait
connaître plus haut la symptomatologie et les éléments
du diagnostic.

TABLE

DES MATIÈRES

TABLE DES MATIÈRES

COMPLICATIONS

DIAGNOSTIC

TRAITEMENT

Orléans. — Imp. MORAND, 47, rue Bannier.